LAS DIETAS ENGORDAN

COMER ADELGAZA

Dr. Rafael Bolio Bermúdez

Dr. Rafael Bolio Bermúdez

ÍNDICE

PREFACIO

Conocí al autor hace 7 años, cuando por primera vez integramos grupos para el autocontrol del peso con trabajadores· del Instituto Mexicano del Seguro Social.

Desde entonces, Rafael Bolio me pareció un joven original y talentoso, médico de profesión, especializado en Medicina Interna, que trabajaba en el Hospital General de Zona No. 1-A "Venados" del IMSS, en donde fue adquiriendo la experiencia y el desarrollo de teorías innovadoras, en relación con el origen y el manejo de la obesidad.

Con imaginación creativa, ensayos experimentales y observación detallada construyó un método novedoso que ha pulido en su práctica profesional privada con individuos y en su quehacer institucional con grupos organizados para bajar de peso, o más bien para disminuir medidas, corregir proporciones y mejorar figuras de cientos de personas. Ahora con este libro lo pone a la disposición de miles.

Tengo que aceptar públicamente que fui escéptico, tal vez más aún, resistente a sus teorías. En mi formación o deformación profesional - también médico- para mí, el sobrepeso era el resultado de un balance muy simple: si se comen más calorías que las que se usan se engorda, por lo tanto, para enflaquecer había que invertir esa condición, comer menos o quemar más, aumentando el ejercicio; mientras más intenso y prolongado, mejor.

Sistemáticamente me negué a participar en los talleres o seguir los consejos. Cada día comía menos y hacía más ejercicio, sin embargo, también cada día me ponía más· gordo.

Hasta que, en el taller para autocontrol de peso para trabajadores de la dirección a mi cargo, ahora en la Secretaría de Salud, empecé a observar como por semanas, casi por días, se transformaban los cuerpos de mis colaboradores, prosperaba su ánimo, rejuvenecían sus rostros, abrillantaban su cabello, fortalecían su unión.

El pasillo de la dirección empezó a convertirse en pasarela de presunción, pues cada uno de los participantes mostraba su figura recuperada.

Entonces, subrepticiamente me hice allegar los planes semanales de alimentación y los apliqué con rigor obsesivo. Para mi sorpresa comía más, hacia menos ejercicio y adelgazaba selectivamente en donde me sobraba más, la panza.

Tuve que aceptar que funcionaba. Demanda de disciplina, sobre todo en las fases de realimentación y reductiva; más que una dieta, es un programa de reeducación alimentaria. En él se descubren nuevos placeres; no es necesario eliminar ninguno de los anteriores, simplemente tomar conciencia y compensar excesos.

Después del éxito obtenido, hemos organizado nuevos talleres, a cuál más satisfactorios, sobre todo cuando en las clausuras me percato de la revaloración. de las personas y del culto al cuerpo que se logra - y a través de éste a la salud y a la vida.

Para socializar más rápido y más ampliamente su técnica, le pedí a Rafael, mi colega y amigo lo plasmara en un libro, el a su vez me honró, proponiéndome ponerle la introducción.

Yo lo invito a usted a que lo ponga a prueba. Tal como está descrito, sin cambios, ni invenciones- y le solicito haga llegar al Dr. Bolio sus resultados y comentarios.

Le felicito porque si logra vencer la resistencia y se atreve, aprenderá que las dietas engordan y comer adelgaza.

Dr. Rafael Camacho Solís

Fomento a la Salud para los Trabajadores SSA

INTRODUCCIÓN

La obesidad es una enfermedad que ha sido tratada y maltratada por una infinidad de "personajes". Han metido la mano doctores, brujos, chamanes, comadres, y hasta algún buen amigo con las mejores intenciones de ayudarnos.

Todo mundo conoce algún sistema para reducir rápidamente de peso, pero casi nadie sabe cómo mantener alejados a esos kilos en forma definitiva.

Podemos enlistar una cantidad impresionante de planes dietéticos para bajar de peso. El más conocido es **TLM** (traga la mitad). Otras técnicas recomiendan que se elimine del menú el pan y las tortillas, o bien arroz y frijoles **además** del pan y las tortillas.

Algunos consideran pecado mortal comer grasas y consecuentemente le aconsejan que se pase la vida ingiriendo pollo hervido, atún sin aceite, lechugas, y pepinos.

Otros deciden enredar lo más posible al incauto y le recomiendan tomar ciertos alimentos sólo durante horas precisas del día; alegando que al comer frutas por la tarde o combinadas con carnes **definitivamente** engordan.

Quien intenta resolver su problema ciertamente se encuentra ante una cantidad increíble de posibilidades. Lo más frustrante es que cada técnica parece estar en contraposición de cualquier otra.

Que quede bien claro: **ninguna estrategia que reduce los alimentos ha logrado, hasta la fecha, demostrar que resuelve este problema**. Le podrán susurrar palabras bonitas, pero **las dietas no curan la obesidad.**

¿Entonces qué sentido tiene escribir un libro sobre obesidad?

El exceso de grasa sí puede eliminarse. Afortunadamente para quienes padecen este problema la solución se encuentra en lo que tanto temen, pero siempre anhelan: **la comida**.

Les presentaré un breve resumen sobre la obesidad. La ciencia ha dado pasos agigantados en los últimos años, y comienza a esclarecer un problema que durante largo tiempo se mantuvo confuso. No es posible anotar todos los estudios, pero intentaré resumir los más importantes.

El libro se divide en dos secciones: la primera es un breve análisis de las razones por las cuales las dietas no son útiles para adelgazar, y cómo, inclusive, PUEDEN FAVORECER LA APARICIÓN DE MAYOR OBESIDAD. Además, se exponen los verdaderos responsables del acumulo de grasa corporal.

La segunda parte presenta las estrategias de alimentación.

Es indispensable que, antes de aplicar las recomendaciones nutricionales, lea cuidadosamente la primera sección.

Bien vale la pena conocer los motivos por los cuales **se necesita comer de todo** para bajar de peso, y *por qué* todos sus intentos de adelgazar han resultado inútiles y hasta contraproducentes.

1 ¿POR QUÉ ENGORDAN LAS DIETAS?

La obesidad es una enfermedad sumamente difícil de controlar. Así lo demuestran múltiples estudios que reportan resultados decepcionantes **a largo plazo**. Lo más que puede obtener una persona (con dietas que limitan alimentos, y con la mayor fuerza de voluntad) es sostener una reducción de 5 kg un año después de haber-empezado su tratamiento. A los 2 años el obeso no sólo ha recuperado su peso inicial, sino que ha subido aún más. *Dejar de comer no elimina la obesidad.*

Las dietas han sido severamente criticadas, ya que bajo análisis científicos han demostrado que lejos de resolver el problema, lo empeoran.

Es cierto que sirven para bajar de peso, pero no evitan que en poco tiempo se vuelvan a recuperar los kilos perdidos. Los últimos informes revelan que la mayoría de las dietas AGRAVAN la enfermedad en vez de resolverla. Ponerse a dieta es un asunto bastante riesgoso. Según las más recientes investigaciones, con el tiempo pueden causar *más daños que beneficios.*

Actualmente ya se sabe por qué las dietas no sirven para eliminar la obesidad, e inclusive la empeoran. Para poder entender esto, primero debemos de tener en cuenta que el hombre ya se ha enfrentado durante miles de años a la carencia de alimentos.

El organismo humano es extraordinario y puede adaptarse a infinidad de cambios en sus alrededores. Ha sobrevivido durante milenios en las regiones más frías o cálidas. Es uno de los pocos seres que ha proliferado en casi todos los rincones de la tierra. Para subsistir en el desierto, la selva, o el hielo, con cambios bruscos de clima y alimentación diversa, el hombre desarrolló una serie de adaptaciones de supervivencia.

La naturaleza nos ha dotado con mecanismos de defensa **para asegurar nuestra supervivencia al reducirse la comida**. Esta adaptación orgánica parece ser olvidada por los que desean adelgazar comiendo menos, pues no hay nada nuevo bajo el sol en relación a la restricción de alimentos y el organismo ya "sabe que hacer" cuando estos faltan: **¡Almacena grasas!**

Explicaré algunas de esas adaptaciones. Por favor no se desespere si no queda claro todo lo anotado. Lo importante a considerar en este momento es *que los motivos por los cuales las dietas no funcionan ya se encuentran definidos*. Estos cambios son:

1.-Aumento del tamaño y peso del tubo digestivo con incremento de vellosidades: cabe más comida y absorbe todo.

2.-Incremento de la actividad de la Lipoprotein Lipasa: almacena más grasa.

3.-Conversión de T3 a T3 reversa: reduce el consumo de grasa por los músculos.

4.-Disminución del tono simpaticomimético: acumula grasa en el tórax y la cintura.

5.-Eliminación de la Respuesta Termogénica: quema menos grasa.

6.-Disminución de la actividad del tejido adiposo pardo: conserva más grasa.

7.- Reducción de la masa muscular: reemplaza el músculo por grasa.

8.-Descenso del metabolismo basal: "enlentece" todas las actividades del cuerpo.

Todas estas "alteraciones" son adaptaciones orgánicas para sobrevivir. Frenan tarde o temprano cualquier pérdida de peso y capacitan al organismo para recuperar lo perdido en forma de grasa.

Dejar de comer genera *alteraciones adaptativas*.

El resultado final de todas estas reacciones (más las que se descubran) es bien conocido por toda persona con obesidad; han sufrido la incapacidad para perder peso después de varios meses de dieta, y no han podido evitar que con el tiempo recuperen lo reducido.

Cuando se aplica una dieta, cada día que pasa convierte más y más al cuerpo humano en un EXTRAORDINARIO ahorrador de alimentos.

EL OBESO RECUPERA SU PESO POR LAS ALTERACIONES ORGÁNICAS DESENCADENADAS CON LAS MISMAS RESTRICCIONES DE ALIMENTOS Y NO POR FALTA DE FUERZA DE VOLUNTAD.

Las dietas, lejos de ayudar a resolver el acumulo de grasa, favorecen su incremento. Está demostrado que mientras más estricta sea una dieta, mayor posibilidad existe de **subir más** de lo que se había bajado.

¿Qué significa todo esto en términos sencillos? Simplemente que el ser humano ya tiene miles de años adaptándose a la limitación de alimentos. Dejar de comer no es nada nuevo para el hombre.

La lucha para mantenerse esbelto no es contra la fuerza de voluntad, ·sino contra los cambios adaptativos provocados por las mismas dietas.

Dicho de otra manera, ***LAS DIETAS ENGORDAN***. Para librarse del exceso de peso se requiere de **paciencia** y no de algún "plan milagroso" o "método de brujería". Aplicar una dieta sin conocimiento de causa es imprudente, ya que puede generar más lesiones que la misma obesidad.

No se deje engañar por los efectos inmediatos de las dietas. Comer poco de todo (o eliminar algún alimento del menú) efectivamente logra al principio reducir de peso.

Pero conforme avanza la dieta, los cambios orgánicos se encargan de limitar la reducción y finalmente llega el momento cuando se ***incrementa*** la capacidad para acumular grasa.

El paciente a dieta termina perdiendo músculo, agua, paciencia, y compostura, pero la grasa regresa o inclusive aumenta y genera frustración.

Seguramente le parecerá una sorpresa que para controlar el sobrepeso se requiere de una **alimentación abundante y balanceada**.

Las buenas noticias son que ***COMER ADELGAZA***. Quien se niegue a comer puede resignarse a continuar obeso por el resto de su vida, o bien causarse lesiones severas al organismo con cirugías, medicamentos, etc.

2 LAS CAUSAS DE LA OBESIDAD

No hay enfermedad que esté más rodeada de ignorancia, mitos, y manejos inapropiados que la obesidad.

El alumno de medicina aprendía que la obesidad se provocaba al comer en exceso; que se resolvía dejando de comer; y que los obesos no se "curaban" porque no aplicaban correctamente las dietas. Además, al estudiante se le explicaba que pocas personas podían mantenerse esbeltas ya que se habían convertido en "adictas" a la comida. Esto hacía del trabajo del médico una labor bastante sencilla: si se resolvía el problema era por la dieta, si no, era por culpa del paciente que no seguía las indicaciones.

Desafortunadamente el obeso, que desconoce las investigaciones médicas recientes, acepta estas ideas erróneas. Centra sus ímpetus en la fuerza de voluntad, se convence que efectivamente "es un adicto", y se pasa el resto de su vida aplicando dietas que **jamás resolverán su gordura**.

Actualmente la comunidad científica reconoce que la mayoría de las ideas tradicionales sobre la obesidad son más *mitos* que verdades. Como ya se conocen las causas reales de este mal, y consecuentemente la mejor manera de eliminarla, es indispensable que analicemos los motivos por los que se acumula el exceso de grasa.

Cualquier individuo que haya realizado intentos honestos por reducir, sabrá por experiencia que no todo lo que se dice sobre la obesidad es verdad. Por ejemplo; las dietas no resuelven la obesidad.

Durante años, la sociedad médica mantuvo una serie de ideas que lejos de ayudar a los pacientes, los perjudicó, y un ejemplo muy claro es el mito de la comida *(hay que dejar de comer para controlar el exceso de peso)*.

Ya se puede definir al "enemigo", al causante de la obesidad, y, por lo tanto, mediante estrategias alimenticias eficientes, eliminarlo para siempre. Será sumamente útil que se lean cuidadosamente los siguientes párrafos, y se vuelvan a leer las veces que sean necesarias, de modo tal que no se suspendan los programas nutricionales o se cambien por curaciones "mágicas".

Anotaré las causas que tradicionalmente se han presentado como provocadoras de obesidad y lo que hoy la comunidad científica dice al respecto:

OBESIDAD POR COMER DEMASIADO

Una de las ideas más populares y falsas es que se engorda por comer más de lo que el organismo requiere. De acuerdo con esta lógica 2 más 2 es igual a 4. En la naturaleza las cosas no se presentan de una manera tan sencilla.

¡Sorpréndase!: *ningún estudio científico ha logrado demostrar que las personas obesas comen más que los delgados.* Es una falacia decir los gordos comen demasiado. En 1982 una investigadora llamado Ada Thompson analizó y comparó trece estudios sobre la ingesta de obesos y delgados; 6 demostraron que no existía diferencia, 5 dieron por resultado que los obesos comían MENOS, y sólo 2 encontraron que los obesos comían más. Por su parte, en 1989 una investigadora llamada Rodin, presentó 23 estudios más que descubrieron *que-no existe diferencia entre la cantidad de alimentos ingeridos por gordos y flacos.*

Sólo unos cuantos autores han reportado que los obesos comen un poco más que los delgados, pero **ni uno solo ha logrado probar que existe relación entre la cantidad de alimentos ingeridos y el exceso de grasa corporal**. Unos obesos comen mucho; otros normal; la mayoría casi no come nada y *todos persisten con obesidad*.

El hombre no siempre "engorda por comer demasiado."

La sobrealimentación se ha presentado durante miles de años, y consecuentemente la naturaleza ha dotado al animal humano con defensas para prevenir el incremento de peso por **excesos**.

El organismo está programado para convertir el excedente de comida en calor en vez de grasa. Por eso no existe relación entre la cantidad de alimentos ingeridos y la obesidad.

Es posible comer en abundancia ·sin provocarnos obesidad.

QUIEN SOSTENGA QUE SE PRESENTA OBESIDAD SOLO POR COMER MUCHO NO TIENE LA MÁS REMOTA IDEA DE POR QUÉ SE PRESENTA.

Es más importante la forma como se comen los alimentos que la cantidad ingerida. A continuación, se presenta parte de una serie de estudios extraordinarios que nos orientan sobre el papel. de la comida en la obesidad:

1. A unos sujetos de experimentación se le permitió comer sólo durante 2 horas al día y no en forma constante (como era su costumbre); terminaron con un exceso de ·30 % de grasa.

2. Otro grupo se sometió a ayunos intermitentes (24 horas por semana) aumentó su capacidad para convertir los alimentos en grasa por lo cual una parte de su organismo se convirtió en grasa.

3. Los ratones alimentados de las maneras previamente descritas presentaron un INCREMENTO en el tamaño y peso del tubo digestivo.

4. Se demostró que parte de lo ingerido se convierte en calor. Esto se llama "TERMOGÉNESIS": es más eficiente en las mañanas, y disminuye conforme avanza el día. El organismo está programado para tomar abundantes alimentos por la mañana y moderar su

ingestión por las noches. Quien hace lo contrario (no desayuna, y come la mayor parte después de mediodía) favorece la aparición de obesidad.

5. La capacidad para convertir los alimentos en calor se aumenta al realizar múltiples tomas en el transcurso del día, y se acelera el funcionamiento general del organismo (metabolismo basal) con cada nueva toma. Los que comen 5 o más veces al día son más delgadas que las personas que ingieren 3 o menos alimentos diarios.

Si analiza cuidadosamente estos estudios llegará a la conclusión de que *los ayunos prolongados **provocan obesidad***.

Las dietas que se basan en ayunos, lejos de resolver el problema, favorecen a la larga **un mayor acumulo de grasa**. Para curarse es necesario comer en forma prudente y suficiente.

Resumimos:

NO ES TAN IMPORTANTE LA CANTIDAD DE ALIMENTOS INGERIDOS COMO **LA FORMA EN QUE SE COMEN**.

3 OBESIDAD POR FACTORES EMOCIONALES

Ningún estudio científico ha lograda demostrar que exista un patrón de conducta especial que favorezca la aparición de la obesidad.

Existen las mismas cantidades de individuos delgados y obesos que presentan cuadros depresivos, son dependientes, pasivos, neuróticos, obsesivos, etc.

Las alteraciones emocionales no provocan la aparición de obesidad, pero la manera de resolverlas sí. Un conflicto emocional que no logra resolverse adecuadamente favorece la aparición de estrés.

El estrés no controlado interfiere con la reducción de peso aun cuando se estén aplicando dietas estrictas.

Guarda una relación compleja con la obesidad, y vale la pena que lo presentemos con más detalle.

LA OBESIDAD Y EL ESTRES

La obesidad se encuentra íntimamente ligada al estrés y para entender cómo se presenta esto es necesario describir con precisión el fenómeno.

El estrés se define por los científicos como la respuesta adaptativa de un organismo ante un estímulo externo.

Esto significa que tanto bacterias, virus, peces, como seres humanos viven constantemente eventos estresantes.

Una bacteria presenta "estrés" cuando se enfrenta a un agente químico (antibiótico). Conforme los organismos se vuelven más complejos, el estrés toma diferentes proporciones: la carrera de un tigre tras una gacela significa estrés para **ambos**.

El ser humano ha llevado al estrés a un nivel más complejo. Si se enfrenta a un evento peligroso (ser arrollado por un automóvil) experimenta la respuesta orgánica al estrés en ese momento *y todas las veces que vuelva a recordar el incidente.*

Esta reacción es muy importante, y explica los múltiples daños que se presentan en el organismo. La adaptación biológica se desencadena en el hombre *sólo con pensar en un evento estresante.* El simple hecho de ver una película "emocionante" provoca cambios importantes en el cuerpo.

Consecuentemente la definición de estrés varía enormemente en el hombre. Lo que para uno puede ser sumamente peligroso, para otro puede significar placer: correr en un automóvil a alta velocidad es muy divertido para unos mientras que a otros les "despedaza los nervios."

La respuesta orgánica del ser humano también es diferente según el tiempo en que se mantenga expuesto al estrés. Así tenemos que se define como agudo y crónico.

El estrés **AGUDO** libera una serie de elementos que *provocan la pérdida de grasa corporal.* A través de una substancia llamada adrenalina, moviliza una cantidad importante de grasa, y al mismo tiempo incrementa la actividad basal del organismo.

La adrenalina además reduce el apetito. Todo esto provoca que se pierda peso. El estrés agudo es una forma desagradable pero segura de reducir exceso de grasa y músculo.

El estrés **CRONICO** desencadena respuestas adaptativas distintas. Se deja de liberar adrenalina, se reduce el metabolismo basal, y continúa la liberación de otras substancias químicas que *favorecen* *el acumulo de grasa.* Aun así, sólo se presenta la obesidad cuando se asocian otros eventos.

Un mecanismo de adaptación ante el estrés es la liberación de ENDORFINAS en el cerebro. Las endorfinas son unas substancias químicas que generan placer y además son *extraordinarias* para controlar cualquier tipo de sensación dolorosa. El placer generado por las endorfinas hace que el estrés sea "menos desagradable". Esta respuesta es automática, por lo que nada podemos o debemos hacer para evitarla.

En el estrés crónico se deben buscar distintas formas para obtener endorfinas, aumentar las sensaciones placenteras, y tolerar las emociones desagradables. Existe una amplia variedad de estímulos liberadores de placer (endorfinas); la actividad física; sexual; la comida; los estímulos abstractos (los pensamientos).

Dependiendo de la forma de obtener endorfinas se puede favorecer el incremento o la disminución de grasa corporal.

El placer obtenido a través de la música, trabajo, actividad física, y sexual obviamente no generan obesidad. Pero el obtener placer a través de la ingestión exclusiva de grasas sí.

Ha sido demostrado por múltiples estudios que el alimento que favorece la mayor liberación de endorfinas (el más sabroso) es

la grasa. Por lo tanto, una persona que se encuentra ante un estrés crónico (que ya no disminuye el apetito) logra disminuir las sensaciones desagradables a través de carnitas, sopes, chalupas y migadas, especialmente. cuando están fritas, o se les agrega crema, mayonesa, etc.

EJ. estrés agudo puede provocar obesidad a través de la desnutrición *(recuerde que el estrés agudo disminuye el apetito).* Si se convierte en estrés crónico, que es manejado por la ingestión de grasas, se asegura la aparición de obesidad.

Esta situación de por si bastante complicada, se vuelve aún más al estudiar los "eventos estresantes" de la vida.

Llegar tarde al trabajo puede ser una situación sumamente tensa para unos mientras que otros lo pueden tomar con la mayor calma del mundo. Si además el resto del día se continúa con la angustia de haber checado tarde, se está favoreciendo la aparición de obesidad.

No es el estrés en sí el que genera obesidad, sino nuestra necedad por seguir viviendo ese evento estresante el mayor número de veces posible en nuestra mente.

Esta respuesta guarda estrecha relación con nuestra manera de ver la vida (optimista contra pesimista).

Para que ningún evento logre dañar nuestro equilibrio orgánico, es necesario que no rebase nuestro equilibrio emocional. Para obtener esto debemos **cambiar nuestro estilo de vida.**

Una persona que tenga el hábito de desarrollar relaciones afectivas satisfactorias en el hogar y el trabajo, actividad física diaria y placer en su quehacer ordinario, no necesitará de las grasas para manejar su estrés.

4 OBESIDAD POR COMER GRASAS

Son tan importantes los estudios que analizan el impacto de las grasas sobre la obesidad, que es necesario escribir un capítulo separado sobre este tema. **Datos registrados demuestran que las grasas animales son las culpables de la obesidad y que las grasas vegetales son útiles para controlarla.**

Todas las investigaciones encuentran una relación directa entre la cantidad de grasa incluida en la dieta y el grado de sobrepeso. De igual manera, la sobrealimentación reporta un incremento de peso relacionado con la cantidad de grasa en la dieta (además se sube de peso con mucha facilidad). El villano de esta historia es el consumo desmedido de grasas.

El organismo humano cuenta con una serie de defensas para evitar obesidad por ingestión de azúcares; los "quema" con facilidad y no se excede en su ingestión pues conforme avanzan los días de una dieta libre se va perdiendo el "gusto" por ellos. Las grasas parecen producir el efecto opuesto. Cuando una dieta incluye grandes cantidades de grasa se vuelve "más sabrosa" y, por lo tanto, se come más de lo requerido. Esta avidez por las grasas no disminuye con el tiempo y los excesos son fácilmente almacenados en el cuerpo.

La predilección por alimentos grasosos se presenta en TODOS desde el momento que nacemos. La preferencia es IGUAL en delgados y obesos. Esta avidez "natural" seguramente guardó un valor de supervivencia (donde no existen "excesos"). La grasa ingerida pasa a la cintura, y se almacena para ser usada sólo después de muchas semanas de dietas de reducción.

En la actualidad nuestra proteína de origen animal contiene grandes cantidades de grasa y casi siempre agregamos más al prepararlas.

El "gusto primitivo" por las grasas favorece su ingestión excesiva, y consecuentemente el acumulo de grasa corporal. Si además se cuenta con malos hábitos alimenticios (ayunos prolongados, comer sólo una vez al día, realizar dietas de reducción, etc.) se incrementa la posibilidad de acumular exceso de grasa: 4 de cada 10 personas se encuentran con obesidad.

Se ha demostrado una relación directa entre el grado de sobre ingestión de grasas y el sobrepeso. Además, se sube muy fácilmente cuando se exagera la ingestión de estos elementos.

¿Pero qué sucede si una dieta no contiene grasas en lo absoluto? *Se acumula grasa en el abdomen.* Un plan nutricional que indica mínimas cantidades de grasas **también** produce aumento de peso. Es ***indispensable*** incluirlas en el menú, ya que al evitarse totalmente se generan otra serie de alteraciones en el organismo que van desde enfermedades de la piel hasta daño del sistema inmunológico. Tal vez el lector se atreva a sufrir estas consecuencias, pero la que menos le conviene es que al eliminar las grasas de la dieta se favorece LA OBESIDAD.

Cuando se encontró que una dieta sin grasas provocaba obesidad, se decidió investigar qué cantidad se debía comer para evitar esta respuesta, y sobre todo cuál grasa era la más adecuada para el hombre.

Una dieta normal incluye aproximadamente un gramo de grasa por cada kg de peso ideal. Inclusive las dietas de reducción más estrictas deben indicar pequeñas cantidades de grasa. La mayoría de los expertos recomiendan 40 g o más para el varón y para la mujer no menos de 20 al día.

Afortunadamente para el individuo con obesidad, existen estudios fabulosos que demuestran cómo se puede perder peso ***utilizando***

ciertos tipos de grasas. A continuación, explicaré como se adelgaza comiendo grasas:

Al igual que los azúcares, existen distintos tipos de grasas y por lo tanto el organismo las maneja de distinta manera.

Para fines prácticos y sobre todo para fines metabólicos, las grasas se han dividido en: SATURADAS, MONOINSATURADAS, Y POLI-INSATURADAS.

Las SATURADAS se encuentran en los animales terrestres, y en el aceite de coco. Las MONOINSATURADAS se encuentran en ciertos vegetales: el aceite de olivo, al igual que las oleaginosas como la nuez y los cacahuates. Las grasas POLI-INSATURADAS provienen de varias semillas y mencionaremos todos los aceites para "guisar" como el cártamo, maíz, girasol, etc.

Muchas especies marinas también contienen aceites poli-insaturados, pues estos no se solidifican en temperaturas bajas. Si una grasa se encuentra en estado líquido en medio ambiente lo más seguro es que contenga grandes cantidades de ácidos grasos mono o polinsaturados.

Aunque existe controversia al respecto, parece ser que las grasas. saturadas (obtenidas de los animales terrestres y algunos vegetales) ingeridas en exceso generan alteraciones severas en el organismo (que incluye a la obesidad).

En el libro *LA DIETA DEL PALEOLÍTICO*, se presenta un interesantísimo análisis de los alimentos ingeridos por nuestros antepasados que poblaron la tierra hace más de 10,000 años.

Los autores concluyen que el ser humano efectivamente sobrevivió ingiriendo grandes cantidades de carnes, pero puntualizan que el contenido de grasa de los animales salvajes escasamente llega a ser de 1 por ciento (similar a la cantidad encontrada en pescados y mariscos).

La cantidad total de grasa SATURADA ingerida hace miles de años era mínima comparada con la POLI-INSATURADA obtenida a través de los vegetales.

Actualmente los animales que ingerimos acumulan una gran cantidad de grasa siendo la fracción mínima de 20 g por cada 100 g de peso neto (la mayoría contiene aún más). En el mejor de los casos, esto equivale a un incremento de un 2000 % de grasa saturada incluida en nuestro menú actual.

EL SER HUMANO AU"N NO HA TENIDO SUFICIENTE TIEMPO (EN TÉRMINOS DE EVOLUCIÓN) PARA ADAPTARSE AL AUMENTO TAN IMPRESIONANTE DE ESTA SUBSTANCIA EN LA DIETA.

Aparentemente las grasas más útiles provienen del reino vegetal. No sólo ayudan en la construcción de células (una tercera parte de su membrana está construida con grasa y cerca del 80 por ciento del cerebro está hecho de grasa), sino que además nos ayudan a *mantenernos esbeltos.*

Este descubrimiento ha sido de vital importancia para el control del sobrepeso. En el libro NUTRICIÓN SIGLO XXI se presenta un resumen de estudios recientes sobre las grasas vegetales y de su beneficio para el organismo.

Nos interesa en forma especial una molécula fabulosa llamada **Acido Gama Linoléico** que se ha demostrado *incrementa la capacidad para eliminar la grasa corporal* (activa el tejido adiposo pardo, sitio donde se usan las grasas). Esta es una GRASA QUE "QUEMA" GRASA.

Esta substancia se encuentra en el aceite de cártamo, girasol, maíz, almendras, cacahuates, pistaches, y nueces.

¿Entonces por qué no estamos todos delgados si la mayoría de nosotros utiliza aceite vegetal para guisar y a casi todos nos encantan los pistaches, las nueces, etc.?

El calentamiento del Ácido Gama Linoléico provoca una pérdida de sus propiedades "reductivas" y lo convierte en un elemento "engordante".

Se debe ingerir idealmente las oleaginosas crudas, y mantener el aceite vegetal en el refrigerador para usarlo como aderezo frío y no para guisar como es la costumbre. El aceite vegetal calentado, si se toma en suficientes cantidades, provoca obesidad.

Ingerir un aceite sometido constantemente al calor, o peor aún calentarlo en varias ocasiones (refreír) genera lesiones severas al organismo, y algunos investigadores alegan que este hábito, además de provocar obesidad, aumenta la frecuencia de cáncer en el intestino grueso, glándulas mamarias y próstata), y favorece la aparición de aterosclerosis (endurecimiento de las arterias).

Si desea freír un alimento, *es preferible usar aceites vegetales* **monoinsaturados** (por ejemplo, el de oliva) pues son estables ante elevaciones importantes y sostenidas de temperatura.

Las comunidades que rodean el Mar Mediterráneo tienen la costumbre de guisar sus alimentos con aceite de oliva, y se ha demostrado que esta práctica les ayuda a disminuir la frecuencia de infartos del corazón o de cáncer en distintas regiones del cuerpo.

La sobre ingestión de grasas saturadas (obtenidas de los animales y el coco), la costumbre de calentar los aceites vegetales y los malos hábitos alimenticios (ponerse constantemente a dieta, comer sólo una o dos veces al día, no cenar, o reducir drástica- mente la ingestión de azúcares) favorece el-acumulo de grasa corporal.

Quien desee adelgazar debe comer el aceite vegetal preferentemente crudo, y disminuir la grasa animal que incluye en su comida. De nada le servirá reducir la ingestión de azúcares (pan, tortilla, frijoles, etc.) o de proteínas (pescados, res, pavo, etc.), pues con las dietas que limitan los alimentos, sólo se logra perder la paciencia y la salud.

La teoría que inculpa a los azúcares como los responsables del acumulo excesivo de grasa es tan errónea, y provoca tanto año a los obesos, que es necesario apartar todo un capítulo para analizar los estudios científicos recientes en relación a la ingestión de estos nutrimentos y la aparición de obesidad.

5 LA OBESIDAD Y LOS AZUCARES

La obesidad **no es provocada por comer azúcares**. Contrario a la creencia popular, los alimentos con alto contenido de azúcar como frijoles, papas, pastas, tortillas, plátanos, etc. son necesarios para CONTROLAR el problema de exceso de peso.

La ingestión excesiva y continua de azúcar refinada sí puede generar obesidad, pero sólo se logra cuando se **obliga** a sujetos en experimentación a ingerir cantidades tan exorbitantes que generan náuseas. No existe una "adicción" o impulso por comer más azúcares de lo que el cuerpo requiere, pues con el paso del tiempo se vuelven poco "apetecibles" al paladar, y consecuente- mente se reduce en forma espontánea su ingestión.

Son tan importantes las investigaciones científicas relacionadas con los azúcares, que me atreveré a presentar al lector una descripción de algunos de los estudios recientes:

LOS AZÚCARES Y LA OBESIDAD

En México los platillos tradicionales a base de maíz y frijol, como el pozole, las quesadillas, etc., han sido prohibidos a los obesos. Las personas que creen engordar por comer pan, tortillas y pastas, se asombrarán al saber que esto es falso; el secreto está en la preparación. Leamos los siguientes párrafos:

Durante años se creyó que comer azúcar provocaba obesidad y por lo tanto se elaboraron dietas que reducían su ingestión. En la década de los ochentas se popularizó un método opuesto que recomendaba aumentar los azúcares de la dieta. Aunque estas técnicas no tuvieron éxito en nuestro país, gozaron de gran aceptación en Europa.

¿Quién empezó este desorden de eliminar la grasa corporal a través de azucares? Se lo debemos a un ingeniero a quien se le advirtió le quedaban pocos días de vida por tener sus arterias "tapadas". Decidió estudiar los hábitos alimenticios de distintas culturas primitivas, pues es típico que en ellos se reporte la ausencia de "arterias tapadas". En 1974 el ingeniero Pritkin presentó en su libro un análisis de los hábitos alimenticios de los tarahumaras de México y bantúes de África.

Concluyó que presentan una frecuencia tan baja de aterosclerosis ("arterias tapadas") debido a su manera especial de comer. Según Pritkin, para mantener un estado de salud excelente y disminuir la aterosclerosis era necesario ingerir cantidades abundantes de azúcares y disminuir o inclusive eliminar la ingesta de grasas.

Estas recomendaciones tuvieron gran éxito, pues sus pupilos (al igual que él) lograron reducir su aterosclerosis y *además bajar de peso* con los alimentos que supuestamente eran engordantes.

¿Cómo es posible bajar de peso comiendo la cantidad que se desee de frijoles, pastas, pan y otros alimentos que se limitan o prohíben en cualquier dieta? Para entender por qué funcionan estas estrategias primero estudiaremos la manera como el cuerpo maneja los azúcares.

LOS AZÚCARES Y LA DIGESTIÓN

Para que el organismo pueda utilizar los alimentos primero necesita digerirlos. *La digestión gasta gran cantidad de energía.*

No todos los alimentos se digieren con la misma facilidad: el más "latoso" es la proteína. Los azúcares también son difíciles de digerir, sobre todo si se toman a través de frijoles, papas, tortillas, etc. Pero ¿cuáles son los nutrientes que pasan al cuerpo casi intactos? Tal y como hubiéramos podido imaginarnos: nuestras "adorables grasas".

El organismo requiere de e energía para la digestión. El trabajo desarrollado por los músculos del intestino puede compararse al de los músculos de las piernas y brazos al jugar básquetbol durante una hora.

Como el cuerpo humano es muy "listo" decide utilizar parte de los alimentos que están en el intestino para obtener esta energía. Por lo tanto, *no todo lo que deglutimos nos llega a la sangre.* Cuando comemos 100 uvas, 23 se utilizan para obtener suficiente energía para digerirlas. Después de la digestión sólo quedan 77 para ser aprovechadas por el organismo. Cuando comemos 100 g de grasas, sólo 3 se "queman" en el proceso de digestión: el resto no se utiliza y sí se almacena, por lo cual dicha grasa se va acumulando en el organismo.

¿Ya se perdió el lector con estas explicaciones? No se preocupe, pues las conclusiones prácticas de estos estudios tan complicados son bastante divertidas y fáciles de recordar.

Veamos qué provecho podemos obtener de todo esto:

Los que acostumbran comer grandes cantidades de azúcares no refinados difícilmente presentan obesidad pues una buena parte de los azúcares se utiliza en el proceso de digestión.

Las personas que ingieren grandes cantidades de grasas fácil- mente la acumulan en el organismo, pues casi todas llegan directamente a la sangre.

En un estudio se observó que *aumentar 80 g de grasa a una dieta normal provocaba un incremento rápido de peso.* Cuando se administró la misma cantidad de alimentos en forma de proteínas y azúcares **no se observó aumento de peso**.

Esto explica por qué no se encuentra una relación clara entre el volumen de alimentos ingeridos y la obesidad, pero sí se estableció un vínculo directo entre la obesidad y la cantidad de grasa ingerida en la dieta.

El ser humano aparentemente puede tomar gran cantidad de azúcares sin acumular grasa·. La investigadora Acheson administró

500 g de azúcar (equivalente a 42 tortillas o 21 tazas de pasta) a sujetos obesos y no observó acumulo de grasa en las siguientes nueve horas.

Esto sugiere que un "gordo" pueden comer 1 kg. de azúcares (equivalente a 84 tortillas) en 24 horas y mantenerse esbelto o inclusive bajar de peso.

Pero si sigue el consumo excesivo de azúcares durante suficiente tiempo, los excesos sí se pueden convertir en exceso de grasa.

¿En qué benefician estos estudios?: si vamos a excedernos al comer algún alimento, es preferible ingerir azúcares para disminuir el riesgo de provocarnos obesidad.

CARBOHIDRATOS COMPLEJOS Y OBESIDAD

Las nuevas técnicas dietéticas hacen especial énfasis en la ingesta de carbohidratos complejos.

¿Qué significa eso?

Los azúcares se presentan en la naturaleza de distintas maneras: con una molécula (monosacáridos), dos moléculas (disacáridos) y múltiples moléculas (polisacáridos).

Los monosacáridos y disacáridos se conocen como CARBOHIDRATOS SIMPLES. Los polisacáridos (muchas moléculas apelotonadas) son conocidos como CARBOHIDRATOS COMPLEJOS.

Los CARBOHIDRATOS SIMPLES son el azúcar, la miel, y los azúcares extraídos de las frutas. Los COMPLEJOS son los vegetales, oleaginosas y cereales.

Al cuerpo le cuesta mucho trabajo digerir un CARBOHIDRATO COMPLEJO y además lo absorbe con gran lentitud; esto es de gran beneficio pues evita la obesidad. Muchos carbohidratos no son digeridos por el hombre y se conocen como "fibra".

Cuando se comen *pocos azúcares y mucha grasa* suceden dos cosas: no se satisface el hambre por lo que difícilmente se percibe la sensación de saciedad y; ¡se acumula la grasa que se ingiere! Cuando se aumentan CARBOHIDRATOS COMPLETOS a una dieta se presenta la reacción opuesta. Las personas que ingieren grandes cantidades de azúcares no refinados difícilmente comen excesos de grasa (el enemigo número 1 de los obesos).

Todos los carbohidratos complejos (pastas, cereales., frijol, haba, lentejas, alubias, papas, etc.) se consideran como alimentos "ideales" en las nuevas técnicas de reducción.

Estos son tan sólo unos cuantos de muchísimos estudios que se han realizado sobre los carbohidratos (azúcares). ¿La manera más fácil para convencerse de que todas estas investigaciones son ciertas? ¡Comerlos y adelgazar!

CONCLUSION

La obesidad es una enfermedad que durante largo tiempo se consideró como problema de estética no de salud. Por tanto, se realizaron pocas investigaciones serias al respecto, y así cualquier persona tenía la libertad de inventar sus propias "teorías" sobre sus causas, y su particular manera de tratarla (o maltratarla).

Actualmente existen investigaciones científicas sólidas que nos demuestran el porqué del aumento de grasa. Aunque aún existen muchas situaciones desconocidas, ya se puede definir con bastante precisión al enemigo, y preparar estrategias nutricionales para resolver el problema. Los mitos no caben en las mentes de las personas que desean honestamente resolver su problema.

¿Y qué podemos decir de la manera de eliminar la obesidad? El lector no debe dejarse engañar por los efectos de las dietas a corto plazo. Sí se baja de peso, pero esta reacción **es transitoria** y más importante aún, la pérdida de peso inicial es generada por la eliminación de *músculo con agua y no de grasa.*

Existen muchísimas técnicas dietéticas para reducir de peso, pero como se sustentan en la teoría de *engordar por comer* no logran su objetivo a largo plazo. Se baja para volver a subir, y así se sigue en un juego interminable de "yo-yo" en donde el único perdedor es el obeso.

6 EL MITO DE LA BASCULA

Pesarse es una experiencia angustiante y dolorosa para la mayoría de personas con problema de peso. Cada vez que se suben a la báscula empiezan a sentirse nerviosos, y al encontrar que no han obtenido lo deseado presentan una gran sensación de frustración y enojo. El más grande anhelo se convierte en el peor verdugo.

Desafortunadamente la comunidad médica ha insistido en obligar a las personas a tomar en cuenta la báscula e intentar reducir de peso, **cuando esto no tiene sentido**.

La báscula también tiene su "negro antecedente" en el turbio historial de los tratamientos de obesidad. Millones de personas alrededor del mundo se han castigado (y siguen haciéndolo) por los resultados obtenidos en la báscula. En las próximas páginas intentaré convencer al lector que debe prestar poca atención a su peso, y más interés a las circunferencias de su cuerpo.

El mayor inconveniente que existe con la báscula es que tiene muy poca "especificidad".

"Especificidad" es una palabra que se usa con frecuencia en la medicina, y su significado es más o menos el siguiente: la capacidad de un estudio para definir o diagnosticar con precisión alguna enfermedad.

Por ejemplo, el termómetro es un instrumento de poca "especificidad". No podemos saber si una persona se encuentra con fiebre porque tiene un proceso infeccioso, acaba de presentar una hemorragia cerebral, ha desarrollado algún tipo de cáncer, o se encuentra con una reacción alérgica.

El peso puede modificarse por muchas razones que no tienen nada que ver con la reducción o el incremento de grasa corporal. Voy a presentar algunos ejemplos para explicar esta situación.

EJEMPLO 1: una dama angustiada decide pesarse todos los días del mes para saber exactamente en qué momento empieza a "engordar". Encuentra, con sorpresa, que, a pesar de cuidarse en forma exagerada, sube de peso cuando se acerca su ciclo menstrual. Decide erróneamente que está engordando, y castiga aún más su dieta, cuando la causa real de su incremento periódico de peso es la menstruación.

EJEMPLO 2: una joven decide vacacionar en un sitio caluroso, y observa que a los 2 días ya ha aumentado dos kg de peso. Inicia una dieta de reducción en plenas vacaciones, a pesar de que la ropa le sigue quedando igual. Ella no sabe que cualquier incremento de temperatura en el medio ambiente favorece la acumulación de agua con el consecuente aumento de peso y no un incremento de grasa corporal.

EJEMPLO 3: un joven decide cuidarse con ejercicio y se decepciona al darse cuenta que en vez de bajar de peso, está subiendo. De nada le sirve la explicación del entrenador quien asegura que el incremento es por aumento de músculo, y a pesar de que su ropa le queda más floja, decide suspender su ejercicio para no continuar subiendo de peso.

EJEMPLO 4: una joven acude a una fiesta, en donde toma dos copas de bebidas alcohólicas. Observa horrorizada que a las 48 horas sube rápidamente de peso, y decide ponerse a dieta para eliminar esos dos kilos que ha incrementado. Ella no sabe que la ingestión moderada de bebidas alcohólicas favorece una retención transitoria de líquidos, y no un incremento de grasa corporal.

EJEMPLO 5: una señora decide acudir con el médico de moda para bajar de peso y sale con una bolsa llena de medicamentos. Desde el primer día nota que debe correr al baño cada media hora y evidentemente la báscula le muestra que ha perdido 4 o 5 kg de peso.

Hace caso omiso a sus necesidades urgentes de ir al baño y continúa con su tratamiento, sin darse cuenta, o peor aún, engañándose en creer que esa pérdida de peso es por reducción de grasa y no por la eliminación de agua causada por algún diurético.

EJEMPLO 6: un señor acostumbra "cuidarse" por medio de una dieta baja en de azúcares. En una ocasión decide tomar un postre y encuentra que al día siguiente aumenta 2 kg de peso. Concluye en forma incorrecta (a pesar de que su ropa le sigue quedando igual) que 50 g de pastel se han convertido en 2 kg de grasa.

La báscula difícilmente nos indica si está aumentando o disminuyendo nuestra grasa corporal. Peor aún, no nos define el exceso de grasa que tenemos. Al subirnos a la báscula, pesamos grasa, músculo, agua, hueso y vísceras. No podemos saber qué tanto de nuestro peso corresponde cada uno de ellos.

El exceso de grasa se define con mayor precisión a través de la cinta métrica. Las circunferencias de abdomen y cadera son de mayor utilidad para cuantificar la grasa de nuestro cuerpo. El martirio provocado al pesarse no sólo es innecesario, además es ilusorio pensar q e la báscula nos pueda decir qué tanta grasa tenemos o hemos perdido con las dietas.

Si un individuo sube de músculo conforme elimina grasa es posible hasta que aumente su peso, y esto no debe interpretarse como un mal resultado o un incremento de obesidad. Si se baja de peso puede ser por pérdida de músculo y no grasa. *Bajar de peso en forma espontánea muchas veces significa que existe una enfermedad.*

La tortura, tristeza, desasosiego o posiblemente felicidad que experimentemos al pesarnos jamás guardará relación con la grasa acumulada en el organismo.

¿Vale la pena pesarse? Si se hace correctamente, nos puede servir como uno de **muchos** indicadores para precisar los cambios de nuestro organismo generados por las dietas.

Una manera más exacta (y elegante) de vigilar los cambios en el cuerpo es a través de lo que en la medicina se le ha nombrado "*antropometría*". Esta nuevamente es una palabra muy rebuscada para una actividad relativamente sencilla: la medición del cuerpo con una cinta para medir de las usadas por costureras. Si en algún momento de su vida ha acudido a un sastre o costurera para que le arreglen una prenda, seguramente ya conocen lo que es la "antropometría".

Quien tenga un interés honesto por reducir su problema de exceso de grasa (y no sólo esté engañándose en que desea hacerlo) deberá aprender a medir sus circunferencias del cuerpo.

A continuación, presentamos la manera adecuada de tomarse las medidas:

CONTROLE SUS MEDIDAS

La báscula es de limitada utilidad para valorar la obesidad, y por lo tanto tiene poco sentido usarla como único método para vigilar los efectos de una dieta de reducción.

Para tener la seguridad de que la báscula no nos "miente" es necesario pesarse en la misma báscula (tomarse el peso en distintas básculas sólo provoca confusión en el paciente), y a la misma hora del día (conforme avanza el día siempre se aumenta de peso). Por último, debe hacerlo desnudo o con ropa interior ligera.

Todas estas recomendaciones únicamente nos sirven para saber con precisión qué tanto hemos modificado de peso, pero jamás nos dirá *cuanta grasa hemos eliminado*.

La mejor manera de hacernos la vida más práctica es comprándonos una cinta métrica de las que usan las costureras. Esta nos da una mayor definición de la cantidad de grasa que hemos perdido.

Si no se toman con cuidado las medidas, los resultados pueden ser cada vez diferentes. En este caso se puede pensar erróneamente que la grasa aumenta o disminuye según la equivocación. Por ese motivo es necesario que se realicen múltiples tomas hasta obtener cifras confiables. Con la práctica puede aprender a tomarse medidas rápidamente y sin errores.

No debe ajustar la cinta o sumir el abdomen para obtener mejores resultados. Hay que ser honesto al tomar medidas, ya que bien tomadas son excelentes indicadores o señales de los cambios en el organismo.

CÓMO MEDIRSE

Idealmente se debe hacer cada semana, más o menos a la misma hora del día y bajo condiciones semejantes, por ejemplo: antes de haber comido o después de ir al baño. Utilice una cinta métrica de las empleadas por costureras.

Las medidas se toman con ropa interior, o bien, desnudos, ya que las telas gruesas pueden dar falsos resultados. De no ser posible, cuando menos procure vestir con prendas delgadas. No ajuste la cinta pues el tejido graso es elástico y se puede falsear la medición. Deberá medirse preferentemente descalzo ya que el tacón modifica la circunferencia de la pantorrilla

SITIOS EN QUE DEBE MEDIRSE

BUSTO: Tanto en mujeres como en hombres se mide a nivel de los pezones.

CINTURA: Debe tomarse a la altura del ombligo.

CADERA: Deberá medirse sobre la máxima protuberancia glútea y por encima del pubis.

MUSLO: Se toma a nivel de la ingle, donde se une al cuerpo, sin medir la región glútea.

PANTORRILLA: Se deberán tomar varias medidas, hasta encontrar la parte más gruesa.

Cuide mucho que la cinta esté paralela al piso. Si se toman medidas con la cinta "chueca" los resultados variarán en todas las regiones.

7 EL EJERCICIO IDEAL: LA CAMINATA

La falta de ejercicio no genera la obesidad, y la actividad física programada no sirve para eliminarla. Una actividad inapropiada e inclusive puede favorecer mayor acumulo de grasa.

¿Entonces es un mito que el ejercicio ayuda a eliminar el exceso de grasa? Al igual que con las grasas y los azúcares, la respuesta orgánica es diferente para cada tipo de actividad física, y guarda una relación directa con la intensidad de la misma. Una actividad intensa es de poca utilidad para eliminar a grasa corporal. Si se asocia con una dieta mal balanceada que favorezca la desnutrición), provoca incremento de grasa preferentemente en el abdomen.

Los que se pasan gran parte de su vida sudando "la gota gorda," sólo en contadas ocasiones logran una discreta reducción, pero jamás el suficiente corno para eliminar su exceso de grasa. Es más, muchos individuos dejan el ejercicio, pues observan corno lentamente van empeorando su problema.

Sí existe una actividad adecuada para el obeso que favorece la movilización de grasa corporal: CAMINAR. La caminata genera una movilización de grasa corporal 15 minutos después de que se ha iniciado y su efecto máximo se obtiene a los 30 minutos.

No hay técnica, dieta, o medicamento conocido hasta la fecha que provoque una respuesta más rápida. Además, la caminata reduce más grasa que cualquier otra actividad física.

Si en su vida existe poco tiempo para dedicarle al ejercicio, camine. Con tan sólo 15 minutos de actividad ya está logrando un beneficio. Si lo incrementa a 30 o 45 minutos, mucho mejor.

Un mito que existe en la mente de los obesos (y en algunos especialistas en obesidad") es que mientras más intenso sea el ejercicio, más reducción de grasa se obtendrá. Esto es falso, ya que al realizar una actividad física intensa se está quemando azúcar (glucosa) y no grasa (triglicéridos).

En una carrera de 100 metros a la máxima velocidad posible se utiliza 100 % de azúcar y O% de grasa. La actividad que más grasa moviliza por unidad de tiempo (60% de grasa contra 40% de azúcar) es LA CAMINATA. Al realizar un ejercicio más intenso se está limitando la posibilidad de reducir la grasa de la cintura. Si le interesa ser EL GORDO MAS RÁPIDO DE LA COLONIA póngase a correr, pero si lo que desea es resolver su problema CAMINE.

Se ha demostrado que el obeso al caminar gasta la misma cantidad de energía que un delgado al correr. El exceso de peso produce un incremento de gasto calórico para cualquier tipo de actividad física. Guarde mucho respeto ante el sencillo" evento de caminar, ya que se trata de una actividad extraordinaria.

La caminata se clasifica como ejercicio aeróbico, al igual que la natación, el jogging, la bicicleta y los aeróbics. La única diferencia entre la caminata y los otros ejercicios es que no es tan violenta, y por lo mismo, los beneficios van a ser diferentes.

La caminata permite adquirir tono y fuerza muscular, con lo que se puede evitar la flacidez del cuerpo durante el programa de reducción de peso. Por otro lado, y quizá lo más importante, se obtiene un gran beneficio en el sistema cardiovascular y respiratorio. Esto significa que su corazón y pulmones se fortalecen en la medida que obtienen oxígeno del aire esto es conocido como entrenamiento aeróbico).

En la medida que el período de caminata se prolongue su cuerpo necesitará más reservas de energía (grasa). Manteniendo en actividad su organismo va a lograr cambiar grasa (la cual está utilizando para poder continuar el ejercicio), por músculo (el: al está fortaleciendo a través de las repeticiones).

Además de ser una herramienta útil para perder kilos, la caminata puede ser una actividad muy divertida que reduce el estrés y sube la moral. Está totalmente demostrado que el ejercicio diario incrementa la autoestima, reduce la depresión, ayuda a eliminar la tensión y el estrés de todos los días.

Si ha seleccionado a la caminata para comenzar su programa de actividad física es importante que obtenga el mejor provecho.

¿Cuál es el momento ideal para realizar la caminata? El obeso obtiene el máximo beneficio en dos ocasiones; inmediatamente después de despertarse, o bien antes de ingerir el alimento más pesado" del día. Pero no voltee su vida al revés para programar su ejercicio de manera correspondiente. Una mejor recomendación es realizarlo cuando más lo pueda disfrutar. ¿Y si desea hacer otra actividad que reconoce como más placentera, o ya está haciendo otro tipo de ejercicio? Cualquier actividad aeróbica favorece la movilización de grasa siempre cuando no sea violenta o provoque molestias, como falta de aire o sudoración profusa.

Debe tener mucho cuidado de la INTENSIDAD de la actividad. Un ejercicio violento aumenta la masa muscular y mejora la capacidad física pero no ayuda a eliminar el exceso de grasa. Si disfruta de la bicicleta (fija o al aire libre), adelante. Pero si se provoca dolor muscular, fatiga, sudoración, o falta de aire, está perdiendo la oportunidad de movilizar grasa.

Durante la primera y tercera semana se recomienda llevar a cabo SÓLO ACTIVIDAD FÍSICA MÍNIMA.

Hasta la fecha no existe una Olimpíada de obesos para establecer quién es el más rápido o más hábil. No intente convertirse en el deportista más gordo de su colonia.

Si lo que desea es prepararse para alguna competencia, no restrinja un solo alimento. Si desea bajar de peso no realice un entrenamiento enérgico. Si ya se está llevando a cabo una actividad física intensa redúzcala a un mínimo.

8 COMER DE TODO SIN MOLESTIAS

He presentado un breve resumen de las investigaciones médicas actuales que explican por qué dejar de comer no elimina la grasa corporal, así como los motivos reales por los que se presenta la obesidad (en donde espero haber mostrado suficiente evidencia para convencer al lector que debe comer para reducir su exceso de grasa). Ahora sólo queda por analizar un pequeño detalle que le ahorrará una gran cantidad de molestias, preocupaciones y frustraciones. A continuación, se explicará qué sucede cuando un individuo a dieta vuelve a comer DE TODO:

EL FENOMENO DE LA REALIMENTACION

Al final de la segunda guerra mundial se descubrió en forma accidental y desafortunada un fenómeno que se presenta cuando un individuo en ayuno vuelve a ingerir todo tipo de alimentos algunos prisioneros de guerra que lograron sobrevivir los campos de concentración fallecieron trágicamente ante los "cuidados" de sus "salvadores". Cuando se les administró una cantidad libre y abundante de alimentos murieron por las intensas alteraciones presentadas en el tubo digestivo. Esta reacción, denominada fenómeno de la realimentación, fue demostrada en la población obesa por el Dr. Wayne Callaway. Encontró que cuando un obeso toma alimentos en forma libre desencadena reacciones semejantes a las descritas en los prisioneros de guerra. Esto se genera aún con la ingestión de mínimas porciones.

Se presenta distensión abdominal, diarrea intensa, náuseas con vómitos y formación de gases en el tubo digestivo. Lo menos peligroso (pero más desagradable) es un incremento en la báscula que llega a ser hasta de 6 kg en una semana.

La mayoría de los obesos viven permanentemente en su propio "campo de concentración" nutricional.

Desafortunadamente las nuevas estrategias alimenticias (con las cuales se elimina grasa corporal ingiriendo todo tipo de alimentos) casi siempre generan el fenómeno de "realimentación".

Es posible disminuir esta reacción y en pocos días comer de todo sin grandes molestias. Para tal motivo se elaboró un programa de "inducción" que el lector aplicará durante las primeras dos semanas. A continuación, anotaré las recomendaciones para evitar en lo máximo las molestias mencionadas:

INICIE CON PEQUEN-AS PORCIONES DE ALIMENTOS "ENGORDANTES ":

Quien haya evitado las leguminosas notará que presenta diarrea al volver a ingerirlas. Para reducir estas molestias, deberá hacer lo siguiente: cuando se indique algo "nuevo" (que no ha comido previamente) inicie con muy pequeñas porciones. Incremente la cantidad paulatinamente, y notará que en pocos días puede ingerir lo que desee sin molestias. En tres semanas debe volver a comer "todo".

Si desde hace mucho no ha disfrutado de platillos "pecaminosos" (y divertidos) tenga paciencia. Esto le ayudará a sentirse más cómodo con su plan.

Quienes tienen alguna alteración de su digestión ("colitis" o "gastritis") encontrarán que después de tres semanas podrán comer casi de todo sin molestias (en muchos casos inclusive se han eliminado alteraciones de este tipo).

INGIERA MÚLTIPLES ALIMENTOS AL DÍA:

Si acostumbra comer varías veces al día continúe con este buen hábito. Nuestro organismo tendrá más facilidad para ingerir lo que sea si le brindamos varias oportunidades, que al forzarlo en una sola ocasión. Una galleta diaria durante un año es poca cosa. 365 galletas en una sentada provocarán molestias en cualquiera. Si su hábito es de NO tomar algo "entre comidas", tendrá que aprender a comer con más frecuencia.

NO HAGA CASO A LOS COMENTARIOS   DE SUS "AMISTADES":

Aunque la recomendación de ingerir todo tipo de alimentos para adelgazar parece al principio algo absurda, con el tiempo se convencerá que es lo más conveniente. Comer "de todo" casi siempre genera sensación de miedo o culpa en las personas con sobrepeso. Si además le hace caso a la "comadre" puede dejar de comer lo indicado; esto sólo ayudará a que sigan burlándose de cualquier nuevo intento de reducción. Y aunque sus compa- ñeros le juren y perjuren que las tortillas engordan, haga caso omiso de los comentarios y dedíquese a ingerir todo lo que está indicado en el menú.

NO "PUBLIQUE" QUE VA A BAJAR DE PESO

Si desea conocer TODAS las estrategias "nuevas", los médicos de moda, tés, polvos, licuados, pastillas y biorritmos posibles, haga público su compromiso de reducir su peso.

Seguramente escuchará en más de una ocasión "no pierdas el tiempo, ese plan Es pésimo, me consta, mira lo que como y lo panzón que estoy, mejor te recomiendo este polvo que es MARAVILLOSO".

Hasta que no observe cambios importantes en su cuerpo (aproximadamente en 4 semanas), no intente convencer a los demás de su plan nutricional, pues el resultado bien podría ser lo contrario. Cuando sus amigos observen que efectivamente se encuentra eliminando exceso de grasa, tendrá una poderosa arma para convencerlos que lean este libro y aprendan a comer "de todo" (no lo preste y dígales que compren otro ejemplar).

COMA SIN SENTIR MIEDO O CULPA:

Para muchos es casi imposible comer lo que se les antoja sin vivir además la sensación de miedo, culpa o inclusive intensa angustia. Si durante años han evitado ciertos alimentos por considerarlos "engordantes", al ingerirlos sentirán que "automáticamente" se acumulan alrededor de la cintura.

Muchos se sorprenderán al ver que NO ENGORDAN aun comiendo los platillos más "pecaminosos". Alrededor del problema de obesidad existe una cantidad impresionante de "mitos" que intentan explicar con buena fe, pero nula sustentación científica.

La realidad es que al comer de todo en forma racional DIFÍCILMENTE SE PROVOCA AUMENTO DE PESO o MEDIDAS. Si le es

imposible eliminar la sensación intensa de angustia tenga en mente que la única manera de estar seguro de que "comer de todo" no engorda es HACIÉNDOLO. Espero que las emociones desagradables disminuyan después de comer racionalmente y adelgazar.

9 PREPARANDOSE PARA CAMBIAR LA MANERA DE COMER

Modificar cualquier hábito no es tarea fácil (aunque tampoco imposible). Para tener éxito en nuestro intento por eliminar el exceso de grasa es necesario tener muy claros los objetivos que deseamos cumplir.

Debe quedar muy claro que no existe un "después de" Por lo tanto es indispensable que; se entierren para siempre una-serie de pésimos hábitos provocadores de obesidad; y se cambien por costumbres que favorecen una figura esbelta.

A continuación, presentaremos una lista de hábitos que deben existir en la vida de cualquier "ex obeso":

1.   Ingiera un alimento al despertarse.

2.   SIEMPRE desayunar.

3.   Ingiera algún alimento entre el desayuno y la comida.

4.-   SIEMPRE comer.

5.-   Ingiera algún alimento entre la comida y la cena.

6.   SIEMPRE cenar.

7.   Ingiera un alimento al dormirse.

8.   Incluir TODOS los nutrimentos en el menú.

9.-   MODERAR la ingestión de grasas de origen animal.

10.	Use con PRUDENCIA las grasas de origen vegetal.

El elemento más importante para lograr un cambio permanente de hábitos es la paciencia. Si busca con desesperación una pérdida rápida de peso o medidas, no tendrá la oportunidad de modificar su manera de comer.

Una reducción lenta no debe desanimarlo. Tarde o temprano obtendrá el objetivo deseado. La impaciencia sólo favorecerá que intente cambiar este programa por una cura "milagrosa" que a la larga provocará un mayor acumulo de grasa.

Si le es absolutamente indispensable obtener una figura espectacular en 24 horas, y no obtenerlo le provoca gran frustración, lo que necesita es más apoyo psicológico que un plan alimenticio.

Una figura esbelta no nos da la felicidad inmediata. Esta se obtiene más fácilmente con un helado de chocolate.

La nutrición de los "delgados" puede ser al principio aburrida. Se tiene que aprender a disfrutar de muchos alimentos "nuevos", y antes de que esto se logre, seguramente el programa alimenticio le parecerá algo insípido.

Una dieta rica en grasas saturadas (de origen animal) es más sabrosa por "naturaleza".

Por lo tanto, debe prepararse para tolerar frustraciones. Si hoy no pudo estar delgado a pesar de ser muy disciplinado con su "aburrido" programa, no importa. Ya el día de mañana lo obtendrá.

Si reconoce que tiene una pobre tolerancia a la frustración será preferible que, antes de intentar modificar algún hábito alimenticio, busque ayuda profesional en un psicólogo.

SEMANA UNO

TECNICA DE INDUCCIÓN

(Elaborada para reducir el fenómeno de la realimentación)

PRIMER DIA:

Tome yogur natural semidescremado con miel maple y aceite – mínimo en 4 ocasiones

SEGUNDO DÍA

Aumente agua de melón, papaya, sandía, piña o jícama

TERCER DIA:

Aumente todo tipo de vegetales cocidos - mínimo en 4 ocasiones

CUARTO DIA

Aumente todo tipo de verduras crudas - mínimo en 2 ocasiones

QUINTO DÍA

Aumente melón, papaya, sandía, piña, o jícama - mínimo en 4 ocasiones

SEXTO DÍA

Aumente todo tipo de frutas - mínimo en 4 ocasiones

SÉPTIMO DÍA

Aumente pasta - espagueti, ravioles, macarrones, etc. - mínimo en 2 ocasiones

Si desea reducir la intensidad de los de trastornos digestivos o el incremento de peso (el fenómeno de la realimentación), PRIMERO aplique este programa que disminuye las alteraciones y prepara al cuerpo para comer de todo.

En las primeras semanas agregará lentamente alimentos al menú. Así logrará comer en 21 días lo que sea sin molestias.

Para reducir las alteraciones intestinales y evitar la desnutrición, ingiera la siguiente preparación desde el primer día:

PARA LAS MUJERES

100 ml de yogurt natural semidescremado con cultivos vivos

1 cucharadita cafetera de miel maple 100% orgánica

½ cucharadita de aceite de oliva extra virgen o cártamo

PARA LOS HOMBRES

200 ml de yogurt natural semidescremado con cultivos vivos

2 cucharaditas cafeteras de miel maple 100% orgánica

1 cucharadita de aceite de oliva extra virgen o cártamo

Si tiene intolerancia a la leche, pruebe con yogur sin lactosa o alguna de las siguientes opciones:

Puede crear un batido extraordinario con aislado de proteína de soya, que, en mi experiencia, produce una mayor pérdida de grasa que el de yogurt. Puede comprarlo en la mayoría de las tiendas de alimentos naturales. También puede usar el suero de leche o "whey protein" en inglés. Solo cuide que sea sin sabor o "unflavored". Finalmente, puede, prepara un licuado vegano. Veamos:

LICUADO DE PROTEÍNA DE SOYA

10 g o 2 cucharaditas rasas de proteína de soya en polvo

6 cucharaditas cafeteras o 30 g de miel 100% maple

Una cucharadita o 5 g de aceite de oliva o de cártamo

Agua al gusto

LICUADO DE PROTEÍNA DE SUERO DE LECHE (WHEY)

10 g o 2 cucharaditas rasas de proteína de suero de leche en polvo sin sabor

1 plátano mediano

1 cucharadita cafetera o 5 g de aceite de oliva

Agua al gusto

LICUADO VEGANO

Prepare un batido vegano con los siguientes ingredientes:

Una cucharada copeteada o 10 g de amaranto molido - harina

Una cucharada copeteada o 10 g de semillas de cáñamo – hemp en inglés

150 g de guayaba fresca o 30 g de guayaba deshidratada

Agua al gusto

Estos últimos tres licuados son idénticos para hombres y mujeres, con la diferencia de que los hombres utilizarán más batidos.

Estos son solo algunos ejemplos. Puede utilizar otros suplementos proteicos, pero debe agregar ciertos elementos para equilibrarlos. Además, confirme que no contengan endulzantes artificiales, ya que estos últimos están relacionados con un aumento de la diabetes.

En general, los batidos en polvo resultan en una mayor movilización de grasa (queman más grasa, convierten más grasa en energía) que el yogur, siempre y cuando prepare la fórmula con precisión.

BATIDOS YA PREPARADOS

Puede reemplazar los batidos marcados anteriormente por cualquier batido comercial siempre que esté equilibrado.

¿Cómo saber si una bebida tiene el equilibrio adecuado?

Primero, identifique los g (gramos) totales de proteína en "Información nutricional" o "Datos nutricionales" en la etiqueta. multiplique los g por 0,9, con lo que obtendrás los g de grasa que debe contener la bebida. Ahora multiplique los g de proteína por 4 para obtener los g de carbohidratos que debe contener la bebida.

Un ejemplo: Ensure Plus contiene 13 g de proteína. Cuando multiplica 13 por 0,9, obtiene 11,7, la grasa necesaria para equilibrar este suplemento. Dado que la bebida contiene 11 g de grasa, está lo suficientemente cerca como para considerarse equilibrada. Cuando multiplica 13 por 4, obtiene 52, la cantidad de carbohidratos que debe tener esta bebida. Dado que la bebida contiene 50 g de carbohidratos, es una bebida equilibrada.

El yogurt semi descremado puede prepararse en casa; solo se requiere de búlgaros y leche semidescremada. Atorunadamente ya muchas compañías están ofreciendo en el mercado tanto leche semi descremada, como yogurt semi descremado.

La miel maple debe ser orgánica y no sustituto de maple. Esto ayuda a que se minimice el *fenómeno de realimentación*. Puede cambiar la miel maple por miel de abeja o azúcar morena, pero cuide que no provoquen molestias intestinales.

Es necesario agregar el aceite al yogurt. Cualquier programa que elimine los aceites del menú favorecerá a *la larga la recuperación de grasa que se llegue a reducir*. En vez de las ½ cucharadita de aceite puede usar 4 almendras o 4 mitades de nuez de Castilla o de piel lisa.

Estas preparaciones deben ingerirse MINIMO en cuatro ocasiones. Si se queda con hambre puede y debe tomar más. Ingerir menos licuados favorecerá que se desnutra, baje menos grasa, y la larga vuelva a subir.

El primer preparado debe ingerirse **al despertar**; antes de bañarse o vestirse. Si su costumbre es despenarse y quedarse varios minutos acostado *deje el licuado junto a su cama*. Si se le hace tarde para llegar al trabajo. levántese más temprano. o **llegue tarde**.

El último debe tomarse **al dormir**. Muchos acostumbran recostarse y leer algún libro o ver la televisión antes de conciliar el sueño. No tome su último preparado hasta que *esté listo para dormirse*.

El segundo y tercer "licuado" deben tomarse a intervalos regulares en el transcurso del día (con espacios máximos de 5 o 6 horas).

Para reducir lo máximo problemas digestivos, combine sus licuados de yogurt con licuados de soya, de whey protein o veganos. Esto le da mejores resultados que si solo usa los licuados de yogurt.

El único momento permitido para dejar pasar más tiempo de ayuno es mientras se encuentre dormido. Si duerme más de 6 horas al día, no hay problema. Solo recuerde tomarse su primer y último alimento al dormir y al despenarse.

Si el segundo o tercer licuado se ingiere en la oficina o la calle, tiene varias opciones para hacer la toma más sencilla: licúe los ingredientes con yogurt frío; o agregue hielos a la licuadora. Al transportarse en un termo, puede •aguantar" varias horas sin descomponerse. Otra posibilidad es que tenga los polvos de suplemento proteínico en el escritorio de su oficina. Con agua, una cuchara, y paciencia puede prepararlo igual que como lo haría en su hogar.

A continuación, anotaré qué alimentos deben agregarse cada día al menú (además de los licuados):

PRIMER DÍA:

Tomar cuatro vasos de yogurt natural semidescremado con miel maple y aceite de oliva. Si tiene hambre, puede agregar la cantidad de licuados de proteína en polvo que desee, o licuados veganos.

Este es, para la mayoría, el día más difícil. Aparte de los "preparados", solo está permitida el agua (mínimo dos litros en veinticuatro horas). Si le es muy difícil continuar con estas restricciones, agregue desde el inicio los alimentos indicados en el segundo, o tercer día, pero incrementará la posibilidad de desencadenar el *fenómeno de la realimentación.*

Veinticuatro horas de ayuno relativo no son gran cosa. La mayoría de las personas con obesidad ya han intentado programas más drásticos. Además, los "licuados" ayudan a reducir el apetito (aunque es imposible evitar que se extrañe toda la comida sabrosa, del menú). Suspender los alimentos enviciantes "de golpe" es difícil, pero no imposible.

Si se queda con hambre, ingiera la cantidad de licuados que desee hasta lograr obtener saciedad.

SEGUNDO DÍA:

Aumentar agua de: melón, papaya, sandía, y/o piña.

Se prepara con partes iguales de agua y fruta fresca. La cantidad a beber y la frecuencia es libre. Es muy conveniente que se ingieran por lo menos dos litros en el transcurso del día a través de múltiples ingestas. Mientras más agua de frutas tome, le será más fácil continuar con las restricciones.

Si es mujer y tiene experiencias con dietas, masajes, medicamentos, etc., debe saber que es casi imposible disminuir selectivamente la grasa de los glúteos y la cadera. Puede reducir abdomen, busto, y pantorrilla, pero la cadera prominente y los muslos gruesos parecen no tener solución. Existe una manera para eliminar la grasa de este sitio:

Si mide más de cadera que de busto: ingiera agua de frutas cada hora en la cantidad que desee. Al hacer esto, favorecerá la reducción preferente de grasa en cadera y muslos. ES LA FORMA MÁS RAPIDA QUE CONOZCO DE LA REDUCIR DE ESTA REGIÓN.

Si desea reducir **cintura,** se obtendrá con las técnicas indicadas a partir de la tercera semana.

TERCER DÍA:

Aumentar todo tipo de vegetales cocidos

(mínimo cuatro veces al día)

Se deben incluir en el menú: papas, elotes, zanahorias, betabel, etc. En este día se agregan algunos de los alimentos que tradicionalmente han sido señalados como provocadores de obesidad. No tenga miedo de ingerir con la frecuencia que deseé papas hervidas. elotes, ejotes, espinacas, etc. ¿En qué cantidad? La que el cuerpo pida. Total, ya lleva 48 horas "martirizándose', y se ha ganado el derecho de comer hasta quedar saciado.

Ingerir papas y elotes en pequeñas cantidades provocará que se BAJE MUY POCO DE MEDIDAS. No intente "perfeccionar" el programa comiendo poco de todo. Si esta es su decisión, será mejor que aplique otra técnica de reducción. Los primeros días de ayuno son para evitar el fenómeno de la realimentación, *no para favorecer una reducción rápida de peso.*

Utilice su creatividad y sazone los vegetales con los siguientes ingredientes: sal, pimienta, clavos. ajos, cominos, salsa picante, salsa soya, salsa inglesa, o cualquier condimento *sin grasa.*

Inclusive pueden cocinarse en consomé de pollo, o sazonarlas como pozole, siempre y cuando separe la grasa del caldo. *Ya eliminada la grasa, puede utilizar su caldo de consomé (o pozole, o cualquier otro preparado) para cocer sus vegetales.*

Un programa restringido es más tolerable si los alimentos se preparan con buena sazón. Debe aprender a disfrutar intensamente de sus vegetales, y si esto se favorece con algún condimento que no contenga grasa, mucho mejor. Además, es más sencillo cumplir con una tarea placentera.

CUARTO DÍA

Aumentar todo tipo de verduras crudas

(mínimo 4 veces al día).

Vale la pena que se conozca el placer de ingerir una rica ensalada bien preparada. Inclúyalas en cuatro ocasiones en el transcurso del día.

El único alimento no incluido en este día es el aguacate. En un sentido estricto no es una verdura (es una fruta). pero muchos acostumbramos agregarlo a nuestros platillos "salados". La ingestión de aguacate puede provocar alteraciones digestivas, por lo que su uso se ha restringido hasta la segunda semana.

Aunque desconozco la razón científica detrás de la siguiente recomendación, le puedo asegurar que funciona: mientras ingiera más hojas verdes, obtendrá más reducción de cintura.

QUINTO DÍA

Aumente melón, papaya, sandía, piña o jícama

(mínimo en cuatro ocasiones).

Estas son conocidas comúnmente como las frutas de "dieta" ya que contienen un gran volumen de agua, y mínimas cantidades de energéticos. Generalmente se puede ingerir la cantidad que, desee de estas frutas sin que se lleguen a provocar molestias intestinales.

El programa incluye para este quinto día todo lo que se anota: agua de frutas, vegetales cocidos, ensaladas, fruta de ·dieta", y mínimo cuatro "licuados".

No cometa el error de ingerir sólo lo indicado en cada ella del régimen (solamente ensaladas, sólo fruta fresca, cte.) pues corre el riesgo de desnutrirse y *no reducir la grasa corporal.*

Las personas que están aplicando un programa para disminuir preferentemente la cadera, pueden intercambiar el agua de frutas que ingieren cada hora por fruta fresca de "dieta."

SEXTO DÍA

Aumente todo tipo de frutas

(mínimo en cuatro ocasiones).

Ahora ya puede irse "soltando el pelo", e incrementar una cantidad importante de energéticos. ¿Desea comer lo que quiera de mangos y plátanos? No hay problema. ¿O prefiere hartarse de mamey y mangos? Adelante.

Se lo merece, pues ha soportado cinco días de restricciones.

En el sexto día se agregan alimentos prohibidos o restringidos en casi cualquier régimen de reducción. No se preocupe. Seguramente la báscula y cinta métrica ya han reportado resultados satisfactorios, y lo seguirán haciendo siempre y cuando se siga comiendo sin miedo.

Asegúrese de ingerir las frutas mínimo en cuatro ocasiones. Comer menos veces solo favorecerá que no se reduzca la grasa corporal, y más importante aún,

LAS TÉCNICAS QUE INDICAN RESTRINGIR LOS ALIMENTOS PUEDEN FAVORECER LA PÉRDIDA DE PESO POR ELIMINACIÓN DE MASA MUSCULAR.

No tiene sentido perder pantorrilla y un busto firme (en mujeres). cuando lo deseado es una mejor figura.

Si ingiere frutas en más ocasiones, mucho mejor. Pero si comer cuatro veces le es bastante difícil, siga con su esfuerzo. El cuerpo responderá más rápidamente y en forma más estética.

SÉPTIMO DÍA

Aumente pasta - espagueti, ravioles, macarrones, etc.

(mínimo en dos ocasiones)

Último día de la semana. Cerraremos con otro alimento altamente calumniado, y que guarda excelentes propiedades reductivas: la pasta. ¿No le tienta la idea de reducir su grasa abdominal con un rico plato de espagueti?

Aunque las pastas son alimentos procesado, el cuerpo las digiere como si se tratara de una pera o una toronja (alimentos no procesados), y como si contuviera altas cantidades de fibra.

Estas propiedades las hacen un excelente alimento que provoca la eliminación de grasa corporal, mientras se cuide de no utilizar grasas al cocinarlas.

Actualmente existen productos precocidos que hacen muy fácil la preparación. O bien puede tostar la pasta en un sartén de teflón, y posteriormente guisarla de la manera usual. Otra posibilidad es añadir la pasta al agua hirviendo y dejar que termine de cocerse mientras hierve el agua. Puede sazonarla con salsa de tomate. así como cualquier otro condimento que desee.

En esta semana se presenta una reducción importante de peso y medidas, que en ocasiones llega ser hasta de dos tallas.

Otros no observan cambio alguno, e inclusive algunos llegan a subir de peso y medidas.

Debe prestarle poca atención a los cambios que se presenten, pues la intención del programa de inducción es preparar al organismo para recibir todo tipo de nutrimentos, y no eliminar la obesidad

.

SEMANA DOS

PRIMER DÍA:

Aumentar arroz integral hervido o pasta

(mínimo en dos ocasiones)

SEGUNDO DÍA:

Aumentar una ración de grasa vegetal

(total una ración extra en 24 horas)

TERCER DÍA

Aumentar otra ración de grasa vegetal

(total dos raciones extras en 24 horas)

CUARTO DÍA

Aumentar una ración de grasa animal

(total una ración en 24 horas)

QUINTO DÍA

Aumentar otra ración de grasa animal

(total dos raciones en 24 horas)

SEXTO Y SEPTIMO DÍA

Sin cambios

Aunque para el final de la primera semana se tiene la posibilidad de cubrir un mínimo de las necesidades de alimentos, falta un elemento importante: la variedad.

Es posible que al incrementar ciertos alimentos se reduzca de peso y medidas con más lentitud. Esto no debe preocuparlo. La velocidad de reducción es lo menos importante en un programa sensato de control de peso. Es más valioso obtener un resultado satisfactorio a largo plazo, que un cambio inmediato (y transito rio) de peso y medidas.

"Cualquiera empieza, pero muy pocos terminan". Por lo tanto, se debe utilizar el alimento más agradable al paladar y no el que provoca un descenso rápido de grasa: así se mejora la adherencia al régimen, y este es el elemento más trascendental para obtener un control permanente de peso.

El mejor método del mundo no sirve absolutamente para nada si no se aplica. Al aplicar y perpetuar una estrategia nutricional restringida (que favorece una perdida rápida de grasa corporal) se está perdiendo la oportunidad de disfrutar del programa y de aprender a comer en forma prudente y sana.

¿Cuándo va a acostumbrarse a ingerir todo tipo de alimentos, si se pasa su vida limitándose de aquello que le gusta por miedo a engordar?

En la segunda semana se agregan grasas. Muchas personas seguramente sentirán miedo al incrementar estos alimentos a su menú. Esto es natural, y no debe de extrañarle, pero no permita que su temor lo limite en la aplicación de su plan nutricional.

El tubo digestivo debe estar listo para digerir estos nutrientes con mínimas molestias. En algunos casos sí pueden aparecer trastornos digestivos, pero estos generalmente son generados por una parasitosis o infección intestinal.

Si se presentan cólicos abdominales, diarrea, estreñimiento, o una gran formación de gases, acuda con su médico para que le revise cuidadosamente y le indique el tratamiento adecuado. El incremento paulatino de fibra y grasas no tiene por qué generar molestias intestinales severas.

Otra posibilidad es que se trate de una "colitis nerviosa" (colon irritable). Como su nombre lo indica, esta enfermedad se asocia a un estado de ánimo alterado (ansiedad o estrés no controlado), pero también influye la ausencia de actividad física y una alimentación inapropiada (alta en grasas).

La "colitis nerviosa" guarda relación estrecha con el manejo del estrés. Si atraviesa por un momento estresante, aprenda nuevas maneras de tolerarlo. No hay estrategia que sirva para reducir los síntomas de la "colitis nerviosa" mientras las emociones se manejen en forma inadecuada.

Si las molestias son tolerables siga adelante con las indicaciones. Con el tiempo el tubo digestivo se adapta a los cambios y las alteraciones generalmente desaparecen.

PRIMER DÍA

Aumente arroz integral hervido - mínimo en dos ocasiones

Desde el punto de vista metabólico, la pasta es más útil para favorecer la movilización de grasa corporal (el cuerpo digiere la pasta como un alimento no procesado), pero para la mayoría de nosotros el arroz es más "sabroso". Para fines metabólicos (y de reducción) lo más conveniente es ingerir arroz integral.

¿No le gusta? Entonces ingiera el tipo de arroz que le agrade, sin utilizar aceite en su preparación.

Tal vez el sabor sea diferente, pero al menos se tiene la posibilidad de prepararlo con buena sazón y disfrutarlo. Ingiera el arroz o la pasta mínimo en tres ocasiones.

Si decide comer arroz y pasta, recuerde que además debe incluir vegetales cocidos, ensaladas, todo tipo de frutas, y licuados.

Aprenda a conocer los límites de su estómago. Si durante años lo mantuvo con restricciones, es tiempo de dejarlo que "hable solo". Esté muy atento a la sensación de saciedad, o correrá el riesgo de provocarse hastío por comer demasiadas cantidades de un solo alimento, y no ingerir todo lo indicado.

Tenga mucho cuidado con las cantidades. Si es necesario, sírvase todos los alimentos en recipientes pequeños. Tal vez sea prudente utilizar los platos de los postres en vez de su vajilla usual. Si después de comer un poco de todo sigue con hambre, no hay problema: puede volver a servirse nuevamente lo indicado la cantidad y veces que desee.

Si a las pocas horas reaparece su apetito, no se preocupe. Al comer varias veces al día se está favoreciendo una reducción más rápida y estética de medidas.

Las personas que comen porciones insuficientes, o solamente en una ocasión, disminuyen menos grasa y en los sitios donde no quisieran que se redujera.

Esto sucede especialmente con las mujeres; pueden eliminar por completo su busto al realizar "enmiendas" y "restricciones" con el plan nutricional.

Esta técnica de reducción no tiene nada que ver con cantidades (calorías). Por lo tanto, deje que su cerebro le avise (por medio del centro de control de la alimentación) cuando haya comido lo suficiente por medio de la sensación de saciedad.

SEGUNDO DÍA:

Aumente una ración de grasa vegetal total cinco o nueve raciones en 24 horas

El cuerpo humano está hecho a base de grasas. La tercera parte de la pared de una célula, y el sesenta por ciento del cerebro están construidas con moléculas de grasa. Las glándulas mamarias en las mujeres obtienen su consistencia por la grasa.

Muchos tienen miedo o inclusive pánico a estos nutrimentos, sobre todo después de enterarse de que son en parte responsables de la aparición de obesidad. Es indispensable ingerir cierta cantidad de grasas, o se corre el riesgo de volver a recuperar el sobrepeso.

RACIONES DE GRASA VEGETAL

Una ración de grasa vegetal equivale a:

Una cucharadita de aceite de cártamo (para aderezar)

-o-

Una cucharadita de aceite de oliva para aderezar o guisar

-o-

Una cucharadita de crema de cacahuate

-o-

8 almendras crudas o tostadas

-o-

12 cacahuates (semillas)

-o-

8 nueces crudas (mitades)

-o-

1/4 de aguacate

-o-

5 aceitunas

Desde el primer día de la semana uno las mujeres están ingiriendo 4 cucharaditas de aceite, y los hombres 8. Este aceite del licuado o "batido" puede cambiarse por cualquier aceite anotado en la lista previa. Esto significa las mujeres van a poder ingerir un aguacate entero en vez de sus raciones de aceite.

En el segundo día de la semana dos se aumenta una ración extra de grasa vegetal, o un total de 5 para mujeres y 9 para hombres.

Se pueden ingerirse en cualquier momento, pero la recomendación prudente es que se tomen cuando exista suficiente tiempo para disfrutarlas.

Gozaremos muy poco de nuestras raciones de grasa si las ingerimos cuando nos encontramos corriendo para no llegar tarde, o angustiados porque nos faltan muchas cosas por hacer.

TERCER DÍA

Aumente otra ración de grasa vegetal - seis o diez raciones en 24 horas

Aunque se pueden ingerir todas las porciones en una sola sentada, existe la remota posibilidad de que provoquen molestias intestinales, e inclusive diarrea. Por lo tanto, se recomienda que a partir del cuarto día se distribuyan las raciones en varias tomas.

Puede utilizar aceite de olivo para cocinar los vegetales (champiñones, calabazas, papas, etc.). Para calcular la cantidad de grasa que absorbe un alimento cuando se prepara con aceite, debe tomar en cuenta que la pasta o el arroz frito (con aceite de oliva) absorbe una ración de grasa (una cucharadita) por cada media taza ya cocinada. Esto significa que si toma media taza de arroz frito está ingiriendo una ración de grasa.

CUARTO DÍA

Aumente una ración de grasa de origen animal - total una ración en 24 horas

Al igual que con las grasas de origen vegetal, es indispensable que el hombre ingiera ciertas cantidades de grasas provenientes del animal.

Sin las grasas, no existirían una serie de hormonas indispensables para la supervivencia del hombre. Las células del cerebro están construidas en un 60% con grasas.

Aun cuando el organismo cuenta con un gran reservorio de estos elementos, se desconoce el efecto a largo plazo de la supresión total de grasas saturadas en la dieta. La actitud más prudente es no eliminarlas del programa. Por eso se agregaron pequeñas cantidades lo más rápidamente posible.

RACIONES DE GRASA ANIMAL

Una ración de grasa animal equivale a:

1 cucharadita de manteca de res o cerdo

-o-

1 cucharadita de mantequilla

-o-

1 cucharada sopera de crema

-o-

1 cucharadita de mayonesa

-o-

1 rebanada de tocino

Estos alimentos convierten a la comida en un evento bastante agradable.

Recuerde que el hombre disfruta más de sus comidas cuando son preparadas con estas substancias. Por lo tanto, cuide mucho de no excederse en las raciones de grasa saturada.

Si le es imposible controlar la cantidad que ingiere, lo más prudente será suspenderlas momentáneamente y agregarlas al menú hasta la quinta semana de nutrición.

QUINTO DIA

Aumente otra ración de grasa de origen animal - total dos raciones en 24 horas

Nuevamente cuide de no tomar sus dos raciones en una sentada. Lo prudente es repartirlo en dos tomas. Aun cuando el impulso por comer grasas animales nos incite a ingerir porciones excesivas, deberemos utilizar nuestra fuerza de voluntad para no caer en la tentación de comer más de lo indicado.

SEXTO Y SÉPTIMO DÍA

Sin cambios

Cuenta con dos días para "jugar" con las raciones de grasa. Estas pueden ingerirse crudas (por ejemplo; fresas con crema) o bien pueden utilizarse para guisar algún alimento del menú.

Utilice su imaginación para convertir el programa en el evento más agradable que sea posible. Sazone sus vegetales con tocino o mantequilla, y su arroz con aceite de oliva.

Dos raciones posiblemente sean insuficientes para aquellas personas que están acostumbradas a una dieta cargada de grasas animales.

Pero desde el punto de vista metabólico, equivalen a las mínimas porciones requeridas por el hombre.

¡Felicidades! Ya se encuentra comiendo una gran variedad de carbohidratos (y grasa en mínimas porciones). La idea de que estos nutrimentos engordan ya debe haber quedado enterrada en el pasado.

Algunos habrán observado reducciones espectaculares de peso y medidas. La mayoría han obtenido una reducción lenta pero satisfactoria (una talla y 2 kg. de peso).

Unos pocos quizá no presenten cambios. Si este es su caso debe de tomar en cuenta que, aun cuando su figura no se ha modificado, tienen la posibilidad de comer los alimentos que antes consideraban "prohibidos" o "pecaminosos" sin engordar.

SEMANA TRES

Programa Balanceado

Libre: licuados de la Semana Uno y vegetales

El promedio de reducción para esta semana es de media a una talla (1 a 3 kg). Unos quizá habrán notado mayores cambios, y otros tal vez no hayan modificado nada de su figura.

Esto es inevitable pues cada persona tiene su manera especial de eliminar la grasa corporal. Si no ha obtenido lo deseado manténgase firme.

La intención del programa no es de eliminar la obesidad en la manera más rápida, sino de reducir el exceso de grasa sin dañar la salud y evitar que se vuelva a subir.

Nuestras costumbres y hábitos de ninguna manera se asemejan a lo indicado en las dos semanas de inducción.

Para tener éxito a largo plazo es necesario que **aplique estrategias que se acercan lo más posible a los hábitos y costumbres del medio en que se desenvuelve uno**.

Así se hace más fácil la aplicación de cualquier programa, se mejora la adherencia al mismo, y consecuentemente los resultados a largo plazo.

A partir de la semana tres se aplicarán menús similares a nuestra manera usual de comer. Debemos tomar en cuenta lo siguiente: cada país o región tiene su definición particular de lo que se considera como una "comida".

 Dependiendo del lugar en donde se encuentre uno, el "desayuno" puede ser tradicionalmente una taza de café con pan tostado, o bien un filete de res acompañado de frijoles, tortillas, pan dulce, chocolate, etc., etc.

Nuestra cultura latina cuenta con una serie de hábitos excelentes. Ingerimos cinco alimentos al día: desayuno, almuerzo, comida, merienda, y cena.

Afortunadamente nuestra comida más vasta se realiza a mediodía y no por la noche (nuestros vecinos del norte tienen el mal hábito de cenar "fuerte").

Ninguna de estas costumbres debe modificarse, pues son hábitos que favorecen la movilización de grasa corporal.

Debemos tener un gran respeto por nuestras costumbres y tradiciones.

Deseo proponer los hábitos alimenticios del latino como la "varita mágica" que puede resolver todo mal del alma (y la panza). Son muchísimas las costumbres que favorecen una figura esbelta (siempre y cuando reduzcamos las grasas del menú). ¿Unos ricos tacos de papa? Extraordinarios para adelgazar. ¿Cinco alimentos al día? Fabuloso ¿Un "pico de gallo" para hacer más rica la comida? Excelente decisión.

LA ALIMENTACIÓN BALANCEADA

De acuerdo a organizaciones mundiales de salud, se requiere diariamente un 55 % de energía en forma de hidratos de carbono, un 15 % en forma de proteínas, un 10% a través de las grasas saturadas, un 20 % por medio de las grasas vegetales, y finalmente 30 g o más de fibra.

¿Cómo aplico un programa balanceado si no tengo un doctorado en nutrición? Para tal propósito elaboré 35 planes distintos. Todos cumplen con los criterios previamente establecidos. La única diferencia es que de un día para otro **se incrementa en forma lenta** la cantidad total de nutrimentos (se inicia con aproximadamente 800 calorías, y se termina con más de 2,100).

ALIMENTOS "LIBRES"

Existen distintos requerimientos de una persona a otra, e inclusive la misma persona puede necesitar porciones variables de alimentos de un día para otro. Esto puede hacer que lo indicado en la semana que inicia sea tal vez insuficiente para eliminar la sensación de hambre.

Por tal motivo en esta semana se permite la ingestión de cantidades libres los licuados de la semana uno y vegetales (papas, elotes, ejotes, zanahorias, betabel, lechuga, espinacas, etc.) para mitigar la sensación de hambre.

En cada semana se libera un grupo de alimento hasta que al final la mayoría son "libres".

Hagamos una lista:

Semana Tres: Licuados de la Semana Uno + vegetales.

Semana Cuatro: Licuados de la Semana Uno + vegetales + frutas.

Semana Cinco: Licuados de la Semana Uno + vegetales + frutas + leguminosas.

Semana Seis: Licuados de la Semana Uno + vegetales + frutas + leguminosas + cereales.

Semana Siete: Licuados de la Semana Uno + vegetales + frutas + leguminosas + cereales + grasas vegetales.

El que un alimento sea "libre" no significa que se puedan comer MENOS porciones de las indicadas para cada día.

MÁXIMAS PORCIONES

Solo una de cada cien personas que aplican este programa logran ingerir lo recomendado en el quinto día de la semana siete. La inmensa mayoría encuentra que las porciones de la semana cinco o seis son suficientes, o inclusive excesivas.

Cuando encuentre una cantidad que lo mantiene satisfecho, siga con él durante el mayor tiempo posible. Por ejemplo, si los alimentos de la semana tres son adecuados para sus necesidades, repita esas recomendaciones por lo menos durante dos o tres semanas más. Al sentir hambre, puede avanzar a la siguiente semana.

¿Durante cuánto tiempo debe aplicar las indicaciones? De acuerdo a varios reportes, se ha observado que, si una actividad placentera se repite por lo menos durante tres meses, generalmente se convierte en un hábito. Por ejemplo, las personas que se mantienen sin fumar por lo menos durante doce semanas, difícilmente regresan a su viejo hábito. Si logra aplicar cualquiera de los programas nutricionales por lo menos durante las 7 semanas que se anotan, bien. Si puede extenderlo 5 semanas más, mucho mejor.

INTERCAMBIOS

Es probable que alguno de los alimentos recomendados en el menú no sea de su entero agrado, o que inclusive encuentre alguno de ellos como "imposible de comer". También es factible que sea alérgico a alguno de ellos (por ejemplo, aguacate, almendras, o pescado).

En estos casos deberá revisar la lista de intercambios presentada al final del libro. Con esta lista le será posible elaborar un menú más ajustado a sus gustos y necesidades.

Por ejemplo, si tiene alergia al aguacate, puede intercambiarlo por la porción correspondiente de aceite de oliva o de cártamo (una cucharadita). Si no le gustan los garbanzos, podrá elegir media taza de alubias o lentejas. Para evitar el aburrimiento, puede cambiar el alimento que se anota por uno "nuevo".

También es posible "mover" los alimentos de horario. Por ejemplo, las raciones de pan pueden unirse todas para un momento especial del día (juntar todos los intercambios de "pan" para comer una "taquiza" con vegetales). Las recomendaciones de mediodía pueden "desplazarse" hacia la noche (una cena abundante) o la mañana (un almuerzo).

Antes de modificar por completo el menú que se indica, lo más prudente es que siga las recomendaciones lo mejor posible durante por lo menos una semana. A partir de la semana cuatro, cuando ya se encuentre acostumbrado a este tipo de menú, podrá volverse más "creativo".

Los vegetales crudos y cocidos son totalmente "libres" a partir del cuarto día de la semana uno, y lo único que recomiendo es que ingiera la mayor variedad posible, siempre tratando de preparar platillos con distintos tipos de vegetales cocidos y ensaladas.

LUNES
800 cal

Al Despertar:	Papaya, sandía, fresas o melón	1 taza
Desayuno:	Tostadas con aguacate	
	Tortillas de maíz tostadas al calor	2 piezas
	Aguacate	½ pieza
	Lechuga, tomate, cebolla	1 taza
Media mañana:	Papaya, sandía, fresas o melón	1 taza
Comida:	Sopa de vegetales sin aceite	1 tazón
	Filete de res corte mago	30 g
	Ensalada de hojas verdes	1 taza
	Aguacate	¼ pieza
	Papaya, sandía, fresas o melón	½ taza
Media tarde	Papaya, sandía, fresas o melón	1 taza
	Té o café sin azúcar	al gusto
Cena:	Yogurt natural bajo en grasa	½ taza
	Cereal All Bran original	½ taza
Al Dormirse:	Papaya, sandía, fresas o melón	1 taza

<u>MARTES</u>
850 cal

Al Despertar:	Papaya, sandía, fresas o melón	1 taza medidora
Desayuno:	Frijoles hervidos	½ taza medidora
	Nopales, champiñones, pimientos	1 taza medidora
	Aguacate, mediano	½ pieza
Media mañana:	Papaya, sandía, fresas o melón	1 taza medidora
Comida:	Consomé con vegetales	1 taza
	Atún, enlatado en agua	30 g ya drenados
	Aguacate, mediano	¼ de pieza
	Ensalada de hojas verdes	1 taza medidora
Media tarde:	Papaya, sandía, fresas o melón	1 taza medidora
	Té o café sin azúcar	al gusto
Cena:	Frijoles hervidos	½ taza medidora
	Ensalada de hojas verdes	1 taza medidora
	Aceite de oliva	2 cucharitas
	Pan tostado	30 g
Al dormirse:	Papaya, sandía, fresas o melón	1 taza medidora

<u>MIÉRCOLES</u>
900 cal

Al Despertar:	Melón, papaya, fresas, sandía	1 taza
Desayuno:	Ensalada: lechuga,	
	Tomate, cebolla, rábanos	1 taza
	Garbanzos	½ taza
	Aguacate	40 g
	Melón, papaya, fresas, sandía	1 taza
Media Mañana:	Melón, papaya, fresas, sandía	1 pieza
Comida:	Sopa de vegetales	1 tazón
	Filete de res magro	60 g
	Champiñones, ejotes, acelgas	1 taza
	Melón, papaya, fresas, sandía	1 taza
Media Tarde	Melón, papaya, fresas, sandía	1 pieza
Cena:	Galletas saladas	4 piezas
	Mantequilla	1 cdta.
Al Dormirse:	Melón, papaya, fresas, sandía	1 pieza

<u>JUEVES</u>
955 cal

Al Despertar:	Plátano mediano	½ pieza
Desayuno:	Tostadas de aguacate y frijoles	
	Tortilla mediana tostada	2 piezas
	Aguacate	80 g
	Tomate, cebolla, lechuga	1 taza
	Frijoles hervidos	½ taza
Media Mañana:	Almendra o nuez	12 pzas.
	Té o café sin azúcar	al gusto
Comida:	Sopa de vegetales	1 tazón
	Muslo de pollo sin piel	50 g
	Vegetales: espinacas,	
	berros, coliflor	1 taza
Media Tarde	Galletas saladas	4 piezas
	Miel de abeja	2 cdtas.
Cena:	Leche descremada	1 taza
	All Bran original	¾ taza
Al Dormirse:	Plátano mediano	½ pieza

<u>VIERNES</u>
1000 cal

| Al Despertar: | Almendra o nuez | 8 piezas |
| | Miel de abeja | 15 g |

Desayuno:	Huevos revueltos	
	Huevo orgánico	2 medianos
	Aceite de oliva	1 cdta.
	Tomate, cebolla, chile	¾ de taza
	Tortilla de maíz tostada	2 medianas

| Media Mañana: | Manzana, pera, o plátano | 1 mediano |

Comida:	Sopa de vegetales	1 tazón
	Queso fresco	60 g
	Vegetales: espinacas, berros, coliflor	1 taza
	Tortilla de maíz tostada	2 medianas

| Media Tarde | Manzana, pera, o plátano | 1 mediano |

Cena:	Frijoles hervidos	½ taza
	Aguacate	40 g
	Vegetales crudos o cocidos	1 taza
	Tortilla de maíz tostada	1 mediana

| Al Dormirse: | Manzana, pera, o plátano | 1 mediano |

<u>SÁBADO</u>
1025 cal sin contar la cena

Al Despertar:	Toronja mediana	½ pieza
Desayuno:	queso cottage	½ taza
	Miel de abeja	2 cdas.
	Nuez de Castilla	12 mitades
	Pan integral	30 g
Media Mañana:	Manzana, pera, o plátano	1 mediano
Comida:	Sopa de vegetales	1 tazón
	Arroz o pasta integral hervida	½ taza
	Pescado a la plancha	60 g
	Vegetales: espinacas,	
	berros, coliflor	1 taza
	Aceite de oliva	2 cdtas.
	Pan integral	30 g
Media Tarde:	Ensalada de hojas verdes	2 tazas
.	Aguacate	40 g
Cena:	Ensalada de hojas verdes	2 tazas
	(comer 5 minutos antes de la cena)	
	Libre **(comer pequeñas porciones)**	
Al Dormirse:	Manzana, pera, o plátano	1 mediano

<u>DOMINGO</u>

1005 cal sin contar platillo principal)

Al Despertar:	Toronja mediana	½ pieza
Desayuno:	Yogurt natural	½ taza
	Germen de trigo	¼ de taza
	Melón, papaya, sandia	1 taza
	Nuez de Castilla	8 mitades
Media Mañana:	Palomitas de maíz	2 tazas
	(tostadas sin aceite)	
Comida:	Sopa de vegetales	1 tazón
	Arroz o pasta integral hervida	½ taza
	Frijoles hervidos	½ taza
	Platillo principal libre	
	Ensalada	1 taza
	Aceite de oliva	2 cdtas.
	Tortilla de maíz	1 mediana
Media Tarde:	Melón, papaya, sandia	1 taza
Cena:	Cereal frío de cualquier tipo	¾ de taza
	Leche descremada	1 taza
Al Dormirse:	Manzana, pera, o plátano	1 mediano

SEMANA CUATRO

Libre: licuados de la Semana Uno, vegetales y frutas

LUNES
998 cal

Al Despertar:	Papaya, sandía, fresas o melón	1 taza
Desayuno:	Tostadas con aguacate	
	Tortillas de maíz tostadas al calor	2 pieza
	Aguacate	½ pieza
	Frijoles hervidos	½ taza
	Lechuga, tomate, cebolla	1 taza
	Papaya, sandía, fresas o melón	1 taza
Media mañana:	Papaya, sandía, fresas o melón	1 taza
Comida:	Sopa de vegetales sin aceite	1 tazón
	Filete de res, corte magro	30 g
	Ensalada de hojas verdes	1 taza
	Aguacate	½ pieza
	Frijoles hervidos	½ taza
	Papaya, sandía, fresas o melón	½ taza
Media tarde	Papaya, sandía, fresas o melón	1 taza
Cena:	Yogurt natural bajo en grasa	½ taza
	Miel de abeja	2 cdas.
	All Bran original	½ taza
Al Dormirse:	Papaya o melón	1 taza

<u>MARTES</u>
1060 cal

Al Despertar:	Papaya, sandía, fresas o melón	1 taza medidora
Desayuno:	Frijoles hervidos	½ taza medidora
	Nopales, champiñones, pimientos	2 taza medidora
	Tortilla de maíz tostada	2 medianas
	Aguacate, mediano	80 g
Media mañana:	Papaya, sandía, fresas o melón	1 tazas
Comida:	consomé con vegetales	1 taza
	Atún, enlatado en agua	60 g ya drenados
	Aguacate, mediano	80 g
	Ensalada de hojas verdes	2 taza medidora
Media tarde:	Papaya, sandía, fresas o melón	1 taza medidora
	Té o café sin azúcar	al gusto
Cena:	Frijoles hervidos	½ taza medidora
	Ensalada de hojas verdes	1 taza medidora
	Aceite de oliva	2 cucharitas
	Pan multigrano	30 g
Al dormirse:	Papaya, sandía, fresas o melón	1 taza medidora

<u>MIÉRCOLES</u>

1109 cal

Al Despertar:	Melón, papaya, fresas, sandía	1 taza
Desayuno:	Ensalada: lechuga,	
	Tomate, cebolla, rábanos	1 taza
	Garbanzos	½ taza
	Aguacate	40 g
	Tortilla tostada	2 piezas
	Melón, papaya, fresas, sandía	1 taza
Media Mañana:	Melón, papaya, fresas, sandía	1 pieza
Comida:	Sopa de vegetales	1 tazón
	Filete de res magro	60 g
	Champiñones, ejotes, acelgas	1 taza
	Melón, papaya, fresas, sandía	1 taza
Media Tarde	Melón, papaya, fresas, sandía	1 pieza
Cena:	Galletas saladas	8 piezas
	Mantequilla	1 cdta.
	Miel de abeja	1 cda.
	Té o café al gusto	
Al Dormirse:	Melón, papaya, fresas, sandía	1 pieza

<u>JUEVES</u>

1147 cal.

Al Despertar:	Plátano mediano	½ pieza
Desayuno:	Tostadas de aguacate y frijoles	
	Tortilla mediana tostada	2 piezas
	Aguacate	80 g
	Tomate, cebolla, lechuga	1 taza
	Frijoles hervidos	½ taza
Media Mañana:	Almendra o nuez	8 piezas
	Té o café sin azúcar	1 gusto
Comida:	Sopa de vegetales	1 tazón
	Muslo de pollo sin piel	50 g
	Vegetales: espinacas, berros, coliflor	1 taza
Media Tarde	Galletas saladas	8 piezas
	Miel de abeja	1 cda.
Cena:	Leche descremada	1 taza
	All Bran original	¾ taza
Al Dormirse:	Almendra o nuez	8 piezas

<u>**VIERNES**</u>
1,200 cal

Al Despertar:	Almendra o nuez	8 piezas
	Miel de abeja	20 g
	Yogurt natural sin sabor	½ taza
Desayuno:	Huevos revueltos	
	Huevo orgánico	2 medianos
	Aceite de oliva	1 cdta.
	Tomate, cebolla, chile	¾ de taza
	Tortilla de maíz tostada	2 medianas
Media Mañana:	Manzana, pera, o plátano	1 mediano
Comida:	Sopa de vegetales	1 tazón
	Queso fresco	60 g
	Vegetales: espinacas, berros, coliflor	1 taza
	Tortilla de maíz tostada	2 medianas
	Aguacate	40 g
Media Tarde.	Manzana, pera, o plátano	1 mediano
Cena:	Frijoles hervidos	½ taza
	Aguacate	40 g
	Vegetales crudos o cocidos	1 taza
	Tortilla de maíz tostada	2 mediana
Al Dormirse:	Manzana, pera, o plátano	1 mediano

SÁBADO

1,218 calorías sin contar la cena)

Al Despertar:	Toronja mediana	½ pieza
Desayuno:	queso cottage	½ taza
	Miel de abeja	2 cdas.
	Nuez de Castilla	12 mitades
	Pan integral	30 g
Media Mañana:	Manzana, pera, o plátano	1 mediano
Comida:	Sopa de vegetales	1 tazón
	Arroz o pasta integral hervida	¾ taza
	Pescado a la plancha	60 g
	Vegetales: espinacas,	
	berros, coliflor	1 taza
	Aceite de oliva	2 cdtas.
	Tortilla de maíz tostada	2 medianas
Media Tarde:	Ensalada de hojas verdes	2 tazas
.	Aguacate	40 g
	Pan integral	30 g
Cena:	Ensalada de hojas verdes	2 tazas
	(comer 5 minutos antes de la cena)	
	Libre **(comer pequeñas porciones)**	
Al Dormirse:	Manzana, pera, o plátano	1 mediano

<u>DOMINGO</u>
1,246 cal sin contar platillo principal)

Al Despertar:	Toronja mediana	½ pieza
Desayuno:	Yogurt natural	½ taza
	Germen de trigo	¼ de taza
	Melón, papaya, sandia	1 taza
	Nuez de Castilla	12 mitades
Media Mañana:	Manzana, pera, o plátano	1 mediano
	Nuez de Castilla	4 mitades
Comida:	Sopa de vegetales	1 tazón
	Arroz o pasta integral hervida	½ taza
	Frijoles hervidos	½ taza
	Platillo principal libre	
	Ensalada	1 taza
	Aceite de oliva	2 cdta.
	Tortilla de maíz tostada	2 medianas
Media Tarde:	Manzana, pera, o plátano	1 mediano
	Nuez de Castilla	4 mitades
Cena:	Cereal frío de cualquier tipo	1 taza
	Leche descremada	1 taza
	Nuez de Castilla	8 mitades
Al Dormirse:	Manzana, pera, o plátano	1 mediano
	Nuez de Castilla	4 mitades

SEMANA CINCO

Libre: licuados de la Semana Uno, vegetales, frutas y leguminosas

LUNES
1203 cal

Al Despertar:	Manzana, pera, o plátano mediano	1 pieza
Desayuno:	Tostadas con aguacate	
	Tortillas de maíz tostadas al calor	2 pieza
	Aguacate	½ pieza
	Frijoles hervidos	½ taza
	Lechuga, tomate, cebolla	1 taza
Media mañana:	Manzana, pera, o plátano mediano	1 pieza
Comida:	Sopa de vegetales sin aceite	1 tazón
	Filete de res, corte magro	60 g
	Ensalada de hojas verdes	1 taza
	Aguacate	½ pieza
Media tarde	Manzana, pera, o plátano mediano	1 pieza
Cena:	Yogurt natural bajo en grasa	½ taza
	Miel de abeja	2 cdas.
	Nuez de Castilla	4 enteras
Al Dormirse:	Manzana, pera, o plátano mediano	1 pieza

<u>MARTES</u>
1263 cal

Al Despertar:	Manzana, pera, o plátano	1 mediano
Desayuno:	Frijoles hervidos	½ taza medidora
	Nopales, champiñones, pimientos	2 taza medidora
	Tortilla de maíz tostada	2 medianas
	Aguacate, mediano	80 g
Media mañana:	Manzana, pera, o plátano	1 mediano
Comida:	Consomé con vegetales	1 taza
	Atún, enlatado en agua	60 g ya drenados
	Aguacate, mediano	80 g
	Ensalada de hojas verdes	2 taza medidora
	Pan multigrano	30 g
Media tarde:	Manzana, pera, o plátano	1 mediano
Cena:	Frijoles hervidos	½ taza medidora
	Ensalada de hojas verdes	1 taza medidora
	Aceite de oliva	2 cucharitas
	Pan multigrano	30 g
Al dormirse:	Manzana, pera, o plátano	1 mediano

<u>MIÉRCOLES</u>

1300 cal

Al Despertar:	Manzana, pera, o plátano mediano	1 pieza
Desayuno:	Ensalada: lechuga,	
	tomate, cebolla, rábanos	1 taza
	Garbanzos	½ taza
	Aguacate	80 g
	Tortilla tostada	2 piezas
Media Mañana:	Manzana, pera, o plátano mediano	1 pieza
Comida:	Sopa de vegetales	1 tazón
	Filete de res magro	60 g
	Champiñones, ejotes, acelgas	2 taza
	Aceite de oliva	1 cdta.
Media Tarde	Manzana, pera, o plátano mediano	1 pieza
Cena:	Galletas saladas	8 piezas
	Miel de abeja	1 cda.
	Queso cottage, normal en grasa	½ taza
Al Dormirse:	Manzana, pera, o plátano mediano	1 pieza

<u>JUEVES</u>
1353 cal.

Al Despertar:	Plátano mediano	½ pieza
Desayuno:	Tostadas de aguacate y frijoles	
	Tortilla mediana tostada	2 piezas
	Aguacate	80 g
	Tomate, cebolla, lechuga	1 taza
	Frijoles hervidos	½ taza
Media Mañana:	Nuez de Castilla	6 enteras
	Té o café sin azúcar	1 gusto
Comida:	Sopa de vegetales	1 tazón
	Muslo de pollo sin piel	50 g
	Vegetales: espinacas, berros, coliflor, etc.	1 taza
	Frijoles hervidos	½ taza
	Aguacate	40 g
	Tortilla mediana tostada	2 piezas
Media Tarde	Galletas saladas	8 piezas
	Miel de abeja	1 cda.
Cena:	Leche descremada	1 taza
	All Bran original	¾ taza
Al Dormirse:	Nuez de Castilla	4 enteras

<u>VIERNES</u>
1,402 cal

Al Despertar:	Almendra o nuez	8 piezas
	Miel de abeja	20 g
	Yogurt natural sin sabor	½ taza
Desayuno:	Huevos revueltos	
	Huevo orgánico	2 medianos
	Aceite de oliva	1 cdta.
	Tomate, cebolla, chile	¾ de taza
	Pan integral	60 g
Media Mañana:	Manzana, pera, o plátano	1 mediano
Comida:	Sopa de vegetales	1 tazón
	Queso fresco	60 g
	Vegetales: espinacas, berros, coliflor	1 taza
	Pan integral	60 g
	Aguacate	40 g
Media Tarde	Manzana, pera, o plátano	1 mediano
Cena:	Frijoles hervidos	½ taza
	Aguacate	40 g
	Vegetales crudos o cocidos	1 taza
	Pan integral	60 g
Al Dormirse:	Manzana, pera, o plátano	1 mediano

<u>SÁBADO</u>

1,403 calorías sin contar la cena

Al Despertar:	Toronja mediana	½ pieza
Desayuno:	Queso cottage	½ taza
	Miel de abeja	2 cdas.
	Nuez de Castilla	12 mitades
	Pan integral	30 g
Media Mañana:	Manzana, pera, o plátano	1 mediano
Comida:	Sopa de vegetales	1 tazón
	Arroz o pasta integral hervida	¾ taza
	Pescado a la plancha	60 g
	Vegetales: espinacas,	
	berros, coliflor, etc.	1 taza
	Aceite de oliva	2 cdtas.
	Pan integral	60 g
Media Tarde:	Ensalada de hojas verdes	2 tazas
	Aguacate	80 g
	Nuez de Castilla	12 mitades
	Pan integral	30 g
Cena:	Ensalada de hojas verdes	2 tazas
	(comer 5 minutos antes de la cena)	
	Libre (**comer pequeñas porciones**)	
Al Dormirse:	Manzana, pera, o plátano	1 mediano

<u>DOMINGO</u>

1,405 cal sin contar platillo principal

Al Despertar:	Toronja mediana	½ pieza
Desayuno:	Yogurt natural	½ taza
	Germen de trigo	¼ de taza
	Manzana, pera, o plátano	1 mediano
	Nuez de Castilla	8 mitades
Media Mañana:	Manzana, pera, o plátano	1 mediano
	Nuez de Castilla	8 mitades
Comida:	Sopa de vegetales	1 tazón
	Arroz o pasta integral hervida	½ taza
	Frijoles hervidos	½ taza
	Platillo principal libre	
	Ensalada	1 taza
	Aceite de oliva	2 cdta.
	Tortilla de maíz tostada	2 medianas
Media Tarde:	Cake de manzana, pie de Chocolate, etc.	60 g
Cena:	Cereal frío de cualquier tipo	1 taza
	Leche descremada	1 taza
	Nuez de Castilla	8 mitades
Al Dormirse:	Manzana, pera, o plátano	1 mediano
	Nuez de Castilla	4 mitades

SEMANA SEIS

Libre: licuados de la Semana Uno, vegetales, frutas, leguminosas y cereales

<u>LUNES</u>

1403 cal

Al Despertar:	Manzana, pera, o plátano	1 mediano
Desayuno:	Frijoles hervidos	½ taza medidora
	Nopales, champiñones, pimientos	2 taza medidora
	Tortilla de maíz tostada	2 medianas
	Aguacate, mediano	80 g
Media mañana:	Manzana, pera, o plátano	1 mediano
Comida:	Consomé con vegetales	1 taza
	Atún, enlatado en agua	60 g ya drenados
	Aguacate, mediano	80 g
	Ensalada de hojas verdes	2 taza medidora
	Pan multigrano	60 g
Media tarde:	Manzana, pera, o plátano	1 mediano
Cena:	Frijoles hervidos	½ taza medidora
	Queso fresco	60 g
	Ensalada de hojas verdes	1 taza medidora
	Aceite de oliva	3 cucharitas
	Pan multigrano	30 g
Al dormirse:	Manzana, pera, o plátano	1 mediano

<u>MARTES</u>
1453 cal

Al Despertar:	Manzana, pera, o plátano mediano	1 pieza
Desayuno:	Tostadas con aguacate	
	Tortillas de maíz tostadas al calor	2 pieza
	Aguacate	80 g
	Frijoles hervidos	½ taza
	Lechuga, tomate, cebolla	1 taza
Media mañana:	Manzana, pera, o plátano mediano	1 pieza
Comida:	Sopa de vegetales sin aceite	1 tazón
	Filete de res, corte magro	60 g
	Ensalada de hojas verdes	1 taza
	Aguacate	½ pieza
	Pan integral	60 g
Media tarde	Manzana, pera, o plátano mediano	1 pieza
Cena:	Yogurt natural bajo en grasa	¾ taza
	All bran original	½ taza
	Miel de abeja	2 cdtas.
	Nuez de Castilla	6 enteras
Al Dormirse:	Manzana, pera, o plátano mediano	1 pieza

<u>MIÉRCOLES</u>
1507 cal

Al Despertar:	Manzana, pera, o plátano mediano	1 pieza
Desayuno:	Ensalada: lechuga,	
	Tomate, cebolla, rábanos	1 taza
	Garbanzos	½ taza
	Aguacate	80 g
	Tortilla tostada	2 piezas
Media Mañana:	Manzana, pera, o plátano mediano	1 pieza
Comida:	Sopa de lentejas	1 tazón
	Filete de res magro	60 g
	Champiñones, ejotes, acelgas	2 taza
	Aceite de oliva	1 cdta.
	Tortilla tostada	1 pieza
Media Tarde	Manzana, pera, o plátano mediano	1 pieza
Cena:	Bísquet mediano	1 pieza
	Miel de abeja	1 cda.
	Leche descremada	1 taza
Al Dormirse:	Manzana, pera, o plátano mediano	1 pieza

JUEVES
1562 cal.

Al Despertar:	Plátano mediano	1 pieza
Desayuno:	Pan integral con aguacate y frijoles	
	Pan integral	2 piezas
	Aguacate	80 g
	Tomate, cebolla, lechuga	1 taza
	Frijoles hervidos	½ taza
Media Mañana:	Nuez de Castilla	6 enteras
	Manzana, pera, o plátano mediano	1 pieza
Comida:	Sopa de vegetales	1 tazón
	Muslo de pollo mediano sin piel	1 pza.
	Vegetales: espinacas,	
	berros, coliflor	1 taza
	Aceite de oliva extra virgen	1 cdta.
	Frijoles hervidos	½ taza
	Aguacate	80 g
	Pan integral	2 piezas
Media Tarde	Manzana, pera, o plátano mediano	1 pieza
Cena:	Avena cocida en leche:	
	Leche descremada	1 taza
	Avena, medir en crudo	½ taza
	Miel de abeja	1 cda.
	Nuez de Castilla	8 enteras
Al Dormirse:	Manzana, pera, o plátano mediano	1 pieza

<u>VIERNES</u>
1,601 cal

Al Despertar:	Almendra o nuez	8 piezas
	Miel de abeja	20 g
	Yogurt natural sin sabor	½ taza
Desayuno:	Huevos revueltos	
	Huevo orgánico	2 medianos
	Aceite de oliva	2 cdtas.
	Tomate, cebolla, chile	¾ de taza
	Pan integral	60 g
Media Mañana:	Manzana, pera, o plátano	1 mediano
Comida:	Sopa de vegetales	1 tazón
	Queso fresco	60 g
	Vegetales: espinacas, berros, coliflor	1 taza
	Pan integral	60 g
	Aguacate	80 g
Media Tarde	Manzana, pera, o plátano	1 mediano
Cena:	Frijoles hervidos	½ taza
	Aguacate	40 g
	Vegetales crudos o cocidos	1 taza
	Pan integral	60 g
Al Dormirse:	Manzana, pera, o plátano	1 mediano

<u>SÁBADO</u>

1,626 calorías sin contar la cena

Al Despertar:	Toronja mediana	½ pieza
Desayuno:	Queso cottage	¾ taza
	Miel de abeja	2 cdas.
	Nuez de Castilla	12 mitades
	Pan integral	30 g
Media Mañana:	Manzana, pera, o plátano	1 mediano
Comida:	Sopa de vegetales	1 tazón
	Arroz o pasta integral hervida	¾ taza
	Pescado a la plancha	60 g
	Vegetales: espinacas,	
	berros, coliflor	1 taza
	Aceite de oliva	2 cdtas.
	Pan integral	60 g
Media Tarde:	Ensalada de hojas verdes	2 tazas
	Aguacate	80 g
	Nuez de Castilla	12 mitades
	Pastel o tarta	60 g
Cena:	Ensalada de hojas verdes	2 tazas
	(comer 5 minutos antes de la cena libre)	
	Libre **(comer pequeñas porciones)**	
Al Dormirse:	Manzana, pera, o plátano	1 mediano

<u>DOMINGO</u>
1,596 cal sin contar platillo principal

Al Despertar:	Toronja mediana	½ pieza
Desayuno:	Yogurt natural	1 taza
	Germen de trigo	¼ de taza
	Manzana, pera, o plátano	1 mediano
	Nuez de Castilla	8 mitades
Media Mañana:	Manzana, pera, o plátano	1 mediano
	Nuez de Castilla	8 mitades
Comida:	Sopa de vegetales	1 tazón
	Arroz o pasta integral hervida	1 taza
	Frijoles hervidos	½ taza
	Platillo principal libre	
	Ensalada	1 taza
	Aceite de oliva	2 cdta.
	Tortilla de maíz tostada	2 medianas
Media Tarde:	Pastel o tarta: tarta de manzana,	
	Pastel de chocolate, etc.	60 g
Cena:	Cereal frío de cualquier tipo	1 taza
	Leche descremada	1 taza
	Nuez de Castilla	8 mitades
Al Dormirse:	Manzana, pera, o plátano	1 mediano
	Nuez de Castilla	4 mitades

SEMANA SIETE

Libre: licuados de la Semana Uno, vegetales, frutas, leguminosas, cereales y grasas vegetales.

LUNES
1588 cal

Al Despertar:	Manzana, pera, o plátano	1 mediano
Desayuno:	Frijoles hervidos	½ taza medidora
	Nopales, champiñones, pimientos	2 taza medidora
	Tortilla de maíz tostada	2 medianas
	Aguacate, mediano	80 g
Media mañana:	Manzana, pera, o plátano	1 mediano
Comida:	Consomé con vegetales	1 taza
	Atún, enlatado en agua	60 g ya drenados
	Aguacate, mediano	80 g
	Ensalada de hojas verdes	2 taza medidora
	Pan multigrano	60 g
	Pastel o tarta: tarta de manzana,	
	pastel de chocolate, etc.	60 g
Media tarde:	Manzana, pera, o plátano	1 mediano
Cena:	Frijoles hervidos	½ taza medidora
	Queso fresco	60 g
	Ensalada de hojas verdes	1 taza medidora
	Aceite de oliva	3 cucharitas
	Pan multigrano	30 g
Al dormirse:	Manzana, pera, o plátano	1 mediano

<u>MARTES</u>
1638 cal

Al Despertar:	Manzana, pera, o plátano mediano	1 pieza
Desayuno:	Tostadas con aguacate	
	Tortillas de maíz tostadas al calor	2 pieza
	Aguacate	80 g
	Frijoles hervidos	½ taza
	Lechuga, tomate, cebolla	1 taza
Media mañana:	Manzana, pera, o plátano mediano	1 pieza
Comida:	Sopa de vegetales sin aceite	1 tazón
	Filete de res, corte magro	60 g
	Ensalada de hojas verdes	1 taza
	Aguacate	½ pieza
	Pan integral	60 g
	Pastel o tarta: tarta de manzana,	
	pastel de chocolate, etc.	60 g
Media tarde	Manzana, pera, o plátano mediano	1 pieza
Cena:	Yogurt natural bajo en grasa	¾ taza
	All bran original	½ taza
	Miel de abeja	2 cdtas.
	Nuez de Castilla	6 enteras
Al Dormirse:	Manzana, pera, o plátano mediano	1 pieza

MIÉRCOLES
1699 cal

Al Despertar:	Manzana, pera, o plátano mediano	1 pieza
Desayuno:	Ensalada: lechuga,	
	Tomate, cebolla, rábanos	1 taza
	Garbanzos	½ taza
	Aguacate	80 g
	Tortilla tostada	2 piezas
Media Mañana:	Manzana, pera, o plátano mediano	1 pieza
Comida:	Sopa de lentejas	1 tazón
	Filete de res magro	60 g
	Champiñones, ejotes, acelgas	2 taza
	Aceite de oliva	1 cdta.
	Tortilla tostada	1 pieza
	Pastel o tarta: tarta de manzana, pastel de chocolate, etc.	60 g
Media Tarde	Manzana, pera, o plátano mediano	1 pieza
Cena:	Bísquet mediano	1 pieza
	Miel de abeja	1 cda.
	Leche descremada	1 taza
Al Dormirse:	Manzana, pera, o plátano mediano	1 pieza

<u>JUEVES</u>
1755 cal.

Al Despertar:	Plátano mediano	1 pieza
Desayuno:	Pan integral con aguacate y frijoles	
	Pan integral	2 piezas
	Aguacate	80 g
	Tomate, cebolla, lechuga	1 taza
	Frijoles hervidos	½ taza
Media Mañana:	Nuez de Castilla	6 enteras
	Manzana, pera, o plátano mediano	1 pieza
Comida:	Sopa de vegetales	1 tazón
	Muslo de pollo mediano sin piel	1 pza.
	Vegetales: espinacas,	
	berros, coliflor	1 taza
	Aceite de oliva extra virgen	1 cdta.
	Frijoles hervidos	½ taza
	Aguacate	80 g
	Pan integral	2 piezas
	Pastel o tarta: tarta de manzana,	
	pastel de chocolate, etc.	60 g
Media Tarde	Manzana, pera, o plátano mediano	1 pieza
Cena:	Avena cocida en leche:	
	Leche descremada	1 taza
	Avena, medir en crudo	½ taza
	Miel de abeja	1 cda.
	Nuez de Castilla	8 enteras
Al Dormirse:	Manzana, pera, o plátano mediano	1 pieza

<u>VIERNES</u>
1,786 cal

Al Despertar:	Almendra o nuez	8 piezas
	Miel de abeja	20 g
	Yogurt natural sin sabor	½ taza

Desayuno:	Huevos revueltos	
	Huevo orgánico	2 medianos
	Aceite de oliva	2 cdtas.
	Tomate, cebolla, chile	¾ de taza
	Pan integral	60 g

| Media Mañana: | Manzana, pera, o plátano | 1 mediano |

Comida:	Sopa de vegetales	1 tazón
	Queso fresco	60 g
	Vegetales: espinacas, berros, coliflor	1 taza
	Pan integral	60 g
	Aguacate	80 g
	Pastel o tarta: tarta de manzana, pastel de chocolate, etc.	60 g

| Media Tarde | Manzana, pera, o plátano | 1 mediano |

Cena:	Frijoles hervidos	½ taza
	Aguacate	40 g
	Vegetales crudos o cocidos	1 taza
	Pan integral	60 g

| Al Dormirse: | Manzana, pera, o plátano | 1 mediano |

<u>SÁBADO</u>
1,796 calorías sin contar la cena

Al Despertar:	Toronja mediana	½ pieza
Desayuno:	Queso cottage	¾ taza
	Miel de abeja	2 cdas.
	Nuez de Castilla	12 mitades
	Pan integral	60 g
Media Mañana:	Manzana, pera, o plátano	1 mediano
Comida:	Sopa de vegetales	1 tazón
	Arroz o pasta integral hervida	¾ taza
	Pescado a la plancha	60 g
	Vegetales: espinacas, berros, coliflor	1 taza
	Aceite de oliva	2 cdtas.
	Pan integral	60 g
Media Tarde:	Ensalada de hojas verdes	2 tazas
	Aguacate	80 g
	Nuez de Castilla	12 mitades
	Galletas saladas	6 piezas
	Pastel o tarta	90 g
Cena:	Ensalada de hojas verdes	2 tazas
	(comer 5 minutos antes de la cena libre)	
	Libre **(comer pequeñas porciones)**	
Al Dormirse:	Manzana, pera, o plátano	1 mediano

<u>DOMINGO</u>

1,795 cal sin contar platillo principal

Al Despertar:	Toronja mediana	½ pieza
Desayuno:	Yogurt natural	1 taza
	Germen de trigo	½ taza
	Manzana, pera, o plátano	1 mediano
	Nuez de Castilla	8 mitades
Media Mañana:	Manzana, pera, o plátano	1 mediano
	Nuez de Castilla	8 mitades
Comida:	Sopa de vegetales	1 tazón
	Arroz o pasta integral hervid	1 taza
	Frijoles hervidos	½ taza
	Platillo principal libre	
	Ensalada	1 taza
	Aceite de oliva	2 cdta.
	Tortilla de maíz tostada	2 medianas
Media Tarde:	Pastel o tarta: tarta de manzana, Pastel de chocolate, etc.	60 g
Cena:	Cereal frío de cualquier tipo	1 taza
	Leche descremada	1 taza
	Nuez de Castilla	8 mitades
Al Dormirse:	Manzana, pera, o plátano	1 mediano
	Nuez de Castilla	4 mitades

SEMANA OCHO

Mantenimiento

No hay dos seres humanos idénticos y siempre existirán diferencias biológicas, psicológicas y sociales.

Las necesidades de alimentos no son la excepción. Unos requieren de grandes cantidades todo el día ya que su actividad física es constante e intensa. Otros tienen mañanas agitadas y tardes relativamente tranquilas. Estas necesidades cambiantes de energía son detectadas rápidamente por nuestro cerebro y en forma consecuente aumenta o disminuye el apetito.

La gran desventaja de las indicaciones de receta de cocina, como las presentadas en las semanas tres a siete, es que proporcionan raciones previamente establecidas en una manera uniforme a través del día. Con estas técnicas no debe comer un poquito menos de lo indicado, pues corre el riesgo de ingerir un programa no balanceado y por lo tanto recuperar todo lo que ya perdió al suspender las recomendaciones.

Esta rigidez puede propiciar hambre por la mañana y hastío por la tarde; quizá el desayuno sea una miseria, mientras que la comida parezca más un martirio de excesos que un alimento agradable.

Inclusive las necesidades de alimentos pueden modificarse de un día para otro. Tal vez las cenas de lunes a viernes sean más que suficientes, pero en las noches del sábado y domingo nos las pasemos muertos de hambre.

Para resolver esto tenemos los licuados y alimentos libres, pero es necesario comer sin miedo, escuchar al cuerpo, e ingerir en todo momento lo necesario para obtener saciedad.

La siguiente tarea es realizar una estrategia libre. A partir de este momento solo presentaré un plan general y deberá tomar decisiones personales en cuanto a calidad, cantidad y frecuencia de ingestas.

Es tiempo de aplicar todo lo aprendido; después de casi dos meses debe probarse a sí mismo y establecer qué tantos hábitos han modificado.

¿Y cómo va a saber cuándo ha comido en equilibrio?

En investigaciones realizadas dentro el Instituto Mexicano del Seguro Social, con un programa similar al de este libro, descubrimos que los participantes cambiaron su manera de comer a las cuatro semanas de aplicar el programa; presentaron apetito cada dos a tres horas, incrementaron su deseo de ingerir frutas y vegetales y redujeron espontáneamente la ingestión de grasas saturadas.

Estos cambios de hábitos se llevaron a cabo sin que siquiera se dieran cuenta.

¿Resultado final? Empezaron a ingerir una dieta equilibrada de manera espontánea.

Si ha aplicado correctamente todas las recomendaciones, seguramente su cuerpo le avisará por medio del apetito o la saciedad, qué y cuánto comer para lograr equilibrio nutricional.

No se engañe en pensar que estará vigilando y administrando todo lo que come por el resto de su vida. Además, no tiene sentido ya que el cerebro está programado desde hace millones de años para avisarnos exactamente lo que debemos ingerir. Y no tenga miedo o piense que sus neuronas que registran alimentos se encuentran carbonizadas por tantas dietas, o en un sueño eterno. Simplemente no les habíamos hecho caso antes por miedo a engordar.

Esta es la gran paradoja de los obesos: para eliminar su problema deben hacer lo que siempre han evitado; darle al cuerpo lo que pide.

En esta semana se busca que elimine para siempre el pésimo hábito de restringir lo que come. Mientras no permita que su cuerpo establezca el alimento y la cantidad a ingerir, no habrá erradicado su exceso de grasa corporal, no importa cuántas tallas haya bajado. Así que, manos a la obra, ya es tiempo en que dejemos a nuestro organismo tomar la rienda de nuestros hábitos de alimentación.

PROGRAMA DE MANTENIMIENTO

AL DESPERTAR:

Fruta fresca o jugo de frutas   al gusto

DESAYUNO:

Fruta fresca o jugo de frutas   al gusto

A ESCOGER: *mínimo una toma en 24 horas*

Frijoles hervidos con queso fresco, vegetales y aguacate, más tortilla de maíz tostada al comal o pan o bolillo

----

Sándwich con 2 rebanadas de pan integral más queso fresco o pollo, con frijoles machacados untados más aguacate, tomate, y cebolla

----

Torta de queso fresco más frijoles machacados untados, y aguacate, tomate, champiñones y cebolla

----

Panqueques o wafles con miel de abeja o maple y leche 2% grasa

----

2 huevos en cualquier preparación con aceite de oliva más frijoles, tortilla de maíz, pan integral o bolillo integral

----

Cualquier cereal procesado (Corn Flakes, Captain Crunch, etcétera) con leche 2% grasa y almendras

----

Tortilla de maíz tostada al comal u horneada con frijoles machacados y untados, aguacate, queso fresco y vegetales

(Cualquiera de estas recomendaciones, excepto huevos, puede volver a tomarse a media mañana, media tarde, o en la cena. Las cantidades quedan a juicio del lector)

A MEDIA MAÑANA:

Fruta fresca o jugo de frutas   al gusto

Galletas: marías, saladas, habaneras, Ritz, de salvado, avena, centeno, etc. Oleaginosas: cacahuates, pepitas, nueces, almendras, pistaches, etc.

COMIDA

Ensalada de hojas verdes
Sopa, crema, o consomé de vegetales
Arroz o pasta hervida o cocinada con aceite de oliva o canola
Frijol, haba, lenteja, alubia o garbanzo
Vegetales cocidos
Pollo sin piel, filete de res magro, pescado, quesos, mariscos
Tortilla de maíz tostada al comal, o pan integral
Agua simple, jugo de frutas, agua de frutas con azúcar morena

A MEDIA TARDE:

Repetir lo indicado para media tarde

CENA:

Cualquier cereal con leche 2% grasa o substituto de leche y nueces o almendras
(o repetir cualquier indicación para el desayuno)

ANTES DE DORMIR:

Frutas licuadas con agua, o helado a base de leche, o frutas con crema, o leche entera

AL DESPERTAR:

El excelente hábito de ingerir algo después de abrir los ojos debe de mantenerlo durante toda una vida.

Lo prudente es comer algo ligero, aunque bien puede cambiar su fruta por una rebanada de pan integral, o inclusive el licuado de las primeras dos semanas. Recuerde que debe tomar su alimento antes de llevar a cabo cualquier otra actividad como bañarse, realizar actividad física, etcétera.

DESAYUNO:

Tome una fruta fresca y/o jugo de frutas y después elija cualquiera de las opciones marcadas.

Puede comer cualquiera de estos alimentos en el momento del día que se desee. El sándwich, la torta y los panqueques pueden tomarse a media mañana, a mediodía o bien en la noche como cena.

¿Quién decide lo que debe comer? Deje que su cuerpo le avise lo que desea.

La recomendación para la población de más de 30 años de edad es ingerir máximo dos yemas de huevo por semana. Si está comiendo más y sabe por medio de laboratorio que su colesterol es normal, ingiera huevos hasta cuatro veces por semana.

A MEDIA MAÑANA:

La intención es seleccionar algo práctico de fácil transportación y elaboración.

Si tiene el deseo y la oportunidad, puede repetir cualquiera de las indicaciones del desayuno. Pero si su estilo de vida no se lo permite, esto le servirá más para angustiarlo que para adelgazar.

Desde un punto de vista metabólico es más útil un sándwich o una torta. Pero es más prudente aplicar un plan nutricional práctico que abrumar su ya castigado estilo de vida con estrategias que lo obligan a cargar bolsas de alimentos durante todo el día.

Quizá su trabajo no le permita comerse un sándwich. En este caso, tome jugo de frutas o fruta, ya sea fresca o seca, o hasta un pequeño pastel.

COMIDA:

Ingiera todo lo anotado: una sopa que contenga vegetales; arroz o pasta hervida; leguminosas como frijol, haba, etcétera; vegetales crudos y/o cocidas; alguna ración de grasa animal o vegetal; proteínas como res, pollo, pescado, o mariscos; cereales como pan o tortilla; azúcares refinados como refrescos y agua con azúcar; y, por último, postre como: frutas, nieve de agua, gelatina de agua, etcétera.

Muchos se quejan de no poder comer todo lo anotado. Esto se resuelve iniciando con pequeñas porciones e incrementándolas paulatinamente hasta encontrar la cantidad adecuada.

Incluya todo lo anotado, aunque sea en mínimas cantidades, o corre el

riesgo de ingerir un alimento no balanceado.

Si come muy tarde, o bien en la noche, adelante. Y si existe tanta hambre que requiere de dos, tres o hasta cuatro comidas, no hay problema.

Simplemente debe asegurase de ingerir siete alimentos al día; si cena fuerte a las 6 p.m. y a las 10 p.m. aún no tiene hambre, debe tomar algo por obligación antes de dormir.

En las dietas tradicionales se debe dejar de comer, aunque se tenga hambre. En este programa se debe comer mínimo seis veces al día, aunque no se tenga apetito.

A MEDIA TARDE:

Esta toma dependerá de sus hábitos; si come a las 7:00 p.m., seguramente tendrá poco deseo de tomar tres alimentos más antes de acostarse.

Si este es su caso, ingiera el alimento de media tarde y lo marcado para su cena antes de la comida. Elija un sándwich a las 10 de la mañana, otro a las 2 de la tarde, una fruta fresca a las 5 de la tarde y la comida al llegar a casa.

Nuevamente cuide las cantidades, o terminará totalmente harto para el tercer día de su programa. Esto puede favorecer una menor ingestión de alimentos, malnutrición y finalmente exceso de grasa corporal.

CENA:

Un cereal con leche descremada y fruta debe ser suficiente para el penúltimo alimento del día. Utilice cualquier tipo de cereal; desde avena hasta los productos comercializados y envueltos en papel celofán. Los productos comerciales con altas concentraciones de fibra son muy útiles. La fruta puede ser fresca o en almíbar. Incluya plátanos, duraznos, mamey, mango, o cualquier otra que apetezca.

En vez de leche descremada utilice yogurt descremado. Si presenta intolerancia a la leche, repita uno de los alimentos recomendados para el desayuno.

De acuerdo a investigaciones sobre la respuesta orgánica a los alimentos, la capacidad para quemar excesos es más eficiente por las mañanas y se reduce conforme avanza el día. La recomendación de desayunar como rey, comer como príncipe y cenar como pordiosero parece muy sensata.

Esto no significa que obligadamente tenga que comer de esta manera para permanecer esbelto. Si su hábito es cenar fuerte, continúe con esta costumbre vigilando resultados en cinta métrica y báscula. Si observa una reducción satisfactoria de medidas, siga con su forma usual de comer. Pero si no, incremente los alimentos de la mañana.

ANTES DE DORMIR:

Muchas personas cenan e inmediatamente se duermen. Esta costumbre no provoca obesidad. Otros toman una cena muy temprano y no concilian el sueño hasta varias horas después. Si este es su hábito, ingiera un último alimento antes de dormirse. Así reduce a un mínimo el tiempo de ayuno durante la noche.

Una fruta fresca es más que suficiente para la mayoría. Pero si desea ingerir un alimento sabroso hágalo con tranquilidad.

Tome una porción pequeña de alimentos ricos en grasa y adelgace, por ejemplo: un helado de vainilla o chocolate, un vaso de leche entera con chocolate yogurt normal, fresas con crema, unas galletas con mantequilla, etcétera.

¿SEMANA NUEVE?

Técnicas para moderar la ingestión de grasas animales.

¿Ya se encuentra listo para comer todos los alimentos pecaminosos y sabrosos? ¿Cuenta con el valor para enfrentarse cara a cara con su ex enemigo?

No existe prisa alguna por enfrentar el reto de las grasas saturadas.

Total, seguirán presentes para el resto de nuestras vidas. Por lo mismo he empezado esta semana con signos de interrogación. Si desea continuar con lo anotado previamente, adelante.

Pero pecaría de ingenuo al pensar que jamás volverá a tomar alimentos ricos en grasas saturadas. Después de todo, son una parte muy agradable de nuestra vida.

En las reuniones sociales, los restaurantes, las casas de los amigos y prácticamente en cualquier lugar en donde nos encontremos, estaremos expuestos a estos alimentos.

Una actitud más sensata (y honesta) es **aprender a administrar la ingestión de grasas saturadas.**

Cuando se sienta listo para enfrentarse al enemigo número uno, deberá aplicar alguna, o todas las estrategias presentadas en este capítulo. No existe una forma específica para cuidar la ingestión de estas sustancias. Del historial de técnicas dietéticas que ayudan a reducir alimentos podemos utilizar las estrategias que sean más prácticas o accesibles.

Hagamos una lista de estas técnicas:

TÉCNICA DE ADMINISTRACIÓN POR TIEMPOS

Divida su semana en dos tiempos:

El primer tiempo es para aplicar en forma excelente su plan nutricional balanceado reducido en grasas saturadas.

El segundo tiempo, el fin de semana, es para que coma lo que desee.

Así puede comer cualquier plato sin generar exceso de grasa corporal.

Para que esta técnica funcione, asegúrese de aplique muy bien su plan de base durante los cinco días de la semana.

Es una excelente técnica que le permite comer la cantidad de grasas de origen animal en cantidades que desee sin acumular grasa en el cuerpo. Esta parece ser la estrategia más práctica para la mayoría.

TÉCNICA DE INHIBICIÓN POR COMPETENCIA

Muchos viven con la fantasía de que siempre necesitan vigilar lo que comen o corren el riesgo de reventar por ingerir demasiados alimentos.

Consideran erróneamente que su cuerpo no conoce de restricciones cuando se trata de comida. Para este momento ya se habrá dado cuenta de que esto es falso y que el estómago definitivamente tiene un límite.

Esto se debe a que nuestro cerebro mide con precisión todo lo que ingerimos; cuando hemos tomado lo necesario, nos avisa por medio de la sensación de hastío o saciedad que debemos dejar de comer. Este control funciona hasta en el más glotón del mundo. Siempre llega el momento en que se frena espontáneamente la ingestión de alimentos.

Contamos con un auto control primitivo para ayudarnos a administrar la grasa saturada de nuestro menú y existe una manera muy sencilla de obtener beneficio: modificando el orden en que ingerimos los alimentos.

¿Quiere reducir la cantidad de pizza sin pasar hambres o sentirse limitado? **Ingiera primero un vaso de jugo de frutas, posteriormente una ensalada abundante (sin aderezo), y cierre con esa pizza tan sabrosa que tiene enfrente.**

La técnica de invertir el orden de los alimentos funciona bastante bien. Al dejar para el último el platillo rico en grasa puede moderar su ingestión sin sentirse castigado.

Para que esta o cualquier otra técnica funcione, debe tomarse medidas frecuentemente. Durante este período de prueba hágalo cada tercer día. Así podrá saber en qué momento está incluyendo cantidades excesivas de grasa.

No se confíe de los resultados inmediatos al ingerir espontáneamente grasas saturadas. Un cuerpo bien nutrido se defiende eficazmente de incrementos bruscos de grasa corporal. No es hasta después de 2 o 3 semanas de excesos que empezará a notar aumento de medidas.

Si comienza a detectar un incremento de circunferencias, analice cuidadosamente lo que ha comido en las últimas tres semanas. No se engañe en pensar que está aumentando su cintura solamente por la cena desordenada de ayer.

TÉCNICA DE INHIBICIÓN POR DESPLAZAMIENTO

Ya que el estómago tiene un límite, puede decidir llenarlo con alimentos balanceados, alimentos excedidos en grasas, o bien una combinación de los dos.

Si se decide por la última opción, lo más prudente es cargar la tendencia hacia alimentos ricos en fibra.

Por ejemplo: si va a comer un taco de chorizo, ***lo más conveniente será utilizar doble tortilla, salsa picante con abundante tomate y cebolla, un buen trozo de aguacate y poco chorizo, además de su jugo de frutas***. De ser posible, acompañe sus tacos con un rico plato de frijoles.

¿Qué se obtiene con todo esto? Comer menos chorizo. En la técnica previa se recomienda dejar los alimentos grasosos para el final del menú, pero esto a veces es poco práctico.

Con la técnica de inhibición por desplazamiento podemos realizar un programa mucho más flexible. Nuestra costumbre es de incluir varios grupos alimentarios en un mismo bocado y esto no provoca exceso de grasa corporal, siempre y cuando se ingieran de manera equilibrada.

Esta técnica debe vigilarse cuidadosamente a través de báscula y cinta métrica. Recuerde que no es suficiente pesarse. La báscula es de limitada utilidad para definir los incrementos o descensos de grasa corporal.

Si incrementa cadera, esto se debe interpretar como una ingestión excesiva de grasas a pesar de estar aplicando alguna de las técnicas previamente recomendadas.

Pero si incrementa abdomen tenga mucho cuidado. Esto generalmente significa que está: incluyendo una cantidad insuficiente de proteínas y/o azúcares en el menú, está descuidando el horario de los alimentos, o bien está atravesando por un período de estrés muy intenso.

TÉCNICA DE INHIBICIÓN POR INGESTIÓN DE FIBRA

Este método es muy popular y ha dado entrada a una infinidad de técnicas dietéticas: licuado de nopal, tuna, chayote, o bien cápsulas de psillium, nopal, etc. Es una maña inocua y sencilla, pero que por alguna razón pocas personas la utilizan como estrategia permanente.

¿Cómo funciona esta recomendación?

Se trata de inhibición por competencia, pero con la pequeña diferencia de que se utilizan alimentos con un alto contenido de fibra y muy poco valor energético.

La fibra provoca una sensación de plenitud, favorece un vaciamiento lento del estómago, e interfiere con la absorción de grasas. Consecuentemente se favorece una menor ingestión de estos elementos, además de una reducción en su aprovechamiento.

Así puede comer un alimento grasoso sin que provoque tanto daño al organismo.

El único inconveniente es que no se precisa qué tanto de grasa está recibiendo. Al igual que con las estrategias previas, debe medirse periódicamente para cerciorar que todo va bien.

¿Cuál es la mejor fibra? Todas son útiles. No se deje engañar por publicidad para comprar productos que prometen brindarle resultados espectaculares.

Utilice aquellos alimentos que se encuentran en su hogar y que prepare con mayor facilidad. A continuación, se presentan algunos ejemplos, pero el lector puede inventar su propia técnica:

LICUADO DE NOPAL:

½ taza de nopal sin espinas

½ pepino mediano con o sin cáscara

1 taza de piña fresca picada

¼ a ½ chayote sin espina

Jugo de naranja: al gusto

Licúe todos los ingredientes y tómelos sin colar 10 a 30 minutos antes de un alimento muy grasoso.

Estos son otros ejemplos:

Cápsulas de psillium plántago: 4 a 6 antes de un alimento rico en grasa.

Cualquier ensalada: la cantidad que se desee antes del alimento rico en grasa.

Frijoles hervidos: un plato abundante antes del alimento rico en grasa.

Todas estas técnicas son de gran utilidad siempre y cuando se asegure una ingestión abundante de los demás nutrimentos.

El exceso de grasa corporal no solamente se presenta por comer excesos de grasas saturadas.

Al ingerir menos de los que el organismo requiere, *se favorece la aparición de exceso de grasa*. La malnutrición provocada al comer una dieta mal balanceada, o la desnutrición generada al reducir drásticamente la ingestión de todos los alimentos (incluyendo las grasas) incrementa la capacidad del cuerpo para almacenar grasa.

También debe considerar la posibilidad de apoyo psicológico, pues cualquier individuo que se encuentre desnutrido a pesar de estar rodeado de alimentos deliciosos y saludables, seguramente vive una pésima relación con la comida.

El trabajo más difícil en la consulta diaria es convencer a las personas que coman.

LA ÚLTIMA SEMANA

¿Y después de todo esto, qué sigue?

Para este momento ya debe contar con una nueva manera de comer: seguramente no le teme a los azúcares o las grasas vegetales, y sobre todo a las cantidades.

Espero que también haya aprendido a administrar su ingestión de grasas saturadas, más no eliminarlas.

Si ahora su miedo por la comida se convirtió en miedo a las grasas, vigile cuidadosa- mente que no castigue excesivamente su ingestión.

Si las recomendaciones le parecieron bastante difíciles de aplicar, no debe preocuparse, pues se trata de un evento perfectamente normal. Modificar cualquier hábito no es tarea fácil (aunque tampoco imposible). Es normal que se presente cierta (o mucha) resistencia al cambio.

La condición humana es de repetir un mismo patrón de conducta de una manera casi inconsciente y de *resistirse cualquier modificación*. A este comportamiento se le conoce como **hábito**.

La resistencia al cambio no es provocada por algún motivo malévolo arraigado en nuestro pasado tormentoso o infancia desdichada.

Existe la misma dificultad para iniciar una actividad ya sea ejercicio o programa de alimentación, que para dejarla cuando se convirtió en rutina.

Reducir la ingestión de grasas saturadas se hace difícil por dos motivos: el primero es que el gusto por las grasas es normal y **se presenta por naturaleza**.

El segundo es que las grasas **no se deben eliminar totalmente de nuestra vida.**

Si se tiene una adicción al tabaco o alcohol, es muy sensato el evitarlo por completo.

Esto no se puede hacer con las grasas de la dieta.

Al realizar esta insensatez nos estamos provocando alteraciones severas a nuestro organismo e inclusive la posibilidad de VOLVER A ENGORDAR; por lo tanto, se tiene la *necesidad* de administrar su ingestión.

Es muy difícil aprender a moderar la ingestión de grasas, y no debe martirizarse constantemente diciéndose que vale "un cacahuate" por no poder lograrlo. Si en su primer intento aplicó el régimen en una manera inapropiada, debe intentarlo otra vez. Pero antes de reiniciar, tendrá que analizar cuidadosamente las razones de su falta de adherencia.

El factor que guarda más impacto en cualquier programa de cambio de hábitos es el estilo de vida. Esta fórmula compleja debe tomar en cuenta la carga de trabajo, la relación con la pareja, la interacción con la familia, las expectativas personales, las emociones, y muchos otros factores que son únicos para cada persona.

En ocasiones es prudente pedir apoyo profesional para lograr un cambio definitivo en **el estilo de vida**. Y no se trata de desenterrar viejos fantasmas, o pasarse-la vida lamentándose por lo mal que le ha ido hasta ahora. La finalidad debe ser: incrementar la autoestima; definir con precisión los objetivos; y mejorar la motivación.

Los que sintieron al programa como un día de campo no deben caer en el error de creer que ya eliminaron su problema. Aún les falta llegar esbeltos hasta la última semana de su vida.

Si logró cambiar sus hábitos debe utilizar la "última semana" para aplicar todo lo aprendido y establecer su plan **personal** de alimentación. Ya conoce la teoría y ya aplicó en forma progresiva la práctica. Ahora tiene la responsabilidad de implantar todos esos hábitos a un estilo permanente de comer.

De acuerdo a reportes internacionales, casi un 90 % de las recaídas se presentan a los tres meses de tratamiento. Por lo tanto, se debe mantener una vigilancia constante de la manera de comer por lo menos durante 1 año completo.

¿Por qué se vuelve a presentar la obesidad?

La razón más frecuente es por **la asociación de conflictos. emocionale**s.

Si ya logró modificar su manera de comer, debe tener sumo cuidado en momentos de tensión.

Cuando se baja la guardia por atravesar situaciones de conflicto, se corre el riesgo de reiniciar un estilo de comer inapropiado.

Seguramente muchos obtuvieron cambios espectaculares en su figura.

Otros tal vez solo notaron reducciones modestas, pero satisfactorias.

También es posible que *no se haya modificado absolutamente nada de la figura.*

Aquellos que aún persisten con exceso de grasa (a pesar de haber aplicado con disciplina y entusiasmo todas las recomendaciones) deberán leer con gran detenimiento las siguientes páginas.

PREGUNTAS Y RESPUESTAS

Hasta este momento he estado escribiendo como si usted contara con todo el tiempo del mundo para realizar su plan nutricional y jamás hubiera tenido dificultades en su aplicación; nunca saliera de vacaciones; no conociera las tentaciones ni tuviera que alimentar a una familia; no comiera en restaurantes; etcétera.

Para el lector que no posee estas características, seguramente le quedan muchas dudas en cuanto a la correcta aplicación de las recomendaciones presentadas.

En las siguientes páginas intentaré anotar algunas de muchas preguntas que usualmente me hacen. Si persiste la duda, agradeceré me escriba a la dirección anotada al final de este capítulo.

¿CUÁNTO PUEDO BAJAR CON ESTE PROGRAMA?

Aun cuando la intención de cualquier técnica es reducir de peso, con las estrategias tradicionales que prescriben dejar de comer, aproximadamente el 20% de las personas que inician una dieta no observan cambios en la báscula, e inclusive un 8% suben más de peso.

Con las recomendaciones expuestas en el libro he logrado reducir las cifras, pero aun así se presenta una nula reducción de peso y medidas en el 7% de los casos y en un 3% se sube de peso.

¿Por qué se presentan estas reacciones aparentemente tan contradictorias?

Es normal que existan distintas respuestas orgánicas que dependen de: la edad, el sexo, el tiempo de exceso de grasa corporal, el grado de desnutrición, la herencia, la cantidad de dietas que se hayan aplicado previamente, el tipo de actividad física, el grado de estrés, la presencia de alteraciones orgánicas como diabetes mellitus, los niveles elevados de colesterol, triglicéridos, ácido úrico y, por último, la forma de aplicar el régimen.

¿Quién bajará rápidamente?

Un hombre de 18 a 40 años de edad que tenga menos de 10 años de ser obeso; que se encuentre con mínima o nula desnutrición; que no tenga antecedentes familiares de exceso de grasa corporal;

que nunca haya aplicado dietas de reducción; que realice una actividad física moderada; que sea sumamente apacible (desconozca el estrés); que tenga en la sangre cifras normales de glucosa, colesterol, triglicéridos y/o ácido úrico y que, además, sea un santo en la aplicación de las recomendaciones.

¿Quién bajará lentamente, o inclusive puede subir?

Una mujer de más de 40 años de edad con más de 10 años de ser obesa; que se encuentre con una moderada o severa desnutrición; que cuente con antecedentes familiares de exceso de grasa corporal; que se haya pasado casi toda su vida aplicando dietas de reducción; que realice una actividad física mínima o bien excesiva; que se encuentre constantemente bajo estrés; que tenga elevaciones de glucosa (azúcar en la sangre), colesterol, triglicéridos y/o ácido úrico y que además sea una desordenada para aplicar cualquier recomendación nutricional.

¿En qué lista se encuentra usted?

La mayoría de estos eventos no pueden ser modificados en el momento presente. Por ejemplo, aquellos que han dedicado su vida a practicar dietas no pueden borrar su pasado. Tampoco es posible cambiar el hecho de que se tenga más de 10 años de ser obeso.

Todos estos eventos que afectan la velocidad de reducción (o inclusive favorecen un incremento) no deben preocuparnos. De ninguna manera podemos continuar con las ideas fantasiosas de que encontraremos una solución mágica a nuestro problema.

El 5% reduce dos o más kilos por semana, y algunos pueden perder hasta 10 kilos en diez días. El 70% reduce 400 a 800 g de grasa por semana. El 15% reduce de 100 a 400 g por semana. El 7% se mantiene igual y un 3% puede hasta subir de peso al iniciar el tratamiento.

Si sube más de 2kg suspenda el programa y busque apoyo en un especialista, quien le ayudará a comer sin incrementar su peso.

¿QUÉ ES LA MESETA?

¡Que maravilloso sería bajar con la misma rapidez desde la primera hasta la última semana del programa!

Desafortunadamente ni siquiera el ayuno absoluto genera estos cambios: al inicio se pierde peso y medidas rápidamente, posteriormente disminuye la velocidad de reducción y finalmente se estanca o inclusive se sube algo de lo eliminado. Este estancamiento es conocido como LA MESETA.

El cuerpo necesariamente requiere de tiempo para adaptarse al nuevo ambiente: este evento es conocido como meseta. En fechas recientes se han realizado múltiples estudios sobre este fenómeno. A continuación, anotaré las conclusiones obtenidas:

1. Los cambios son variables: unos reducen rápidamente, mientras otros no bajan nada. Esta respuesta no guarda relación con el tipo de dieta, ni con el tiempo de duración de la misma.

2. La época del año también influye en la velocidad de reducción: con mayor espectacularidad las he observado en primavera y verano. En invierno los cambios son menores y en ocasiones no se observa respuesta a pesar de aplicar el programa con precisión.

3. Cuando disminuyen peso y medidas, los cambios se presentan en forma intermitente, caracterizándose por períodos de reducción con estancamiento (meseta).

4. La meseta generalmente se presenta durante 2 y hasta 6 semanas. Al obtener una reducción de 10 kg (3 tallas), el estancamiento se hace más prolongado y puede alargarse desde 2 hasta 6 meses.

5. La reducción máxima esperada es de 10 kg de grasa (3 tallas). Una vez logrado este objetivo debe esperar un tiempo prudente (2 a 4 meses) para intentar una mayor pérdida (ver más adelante).

6. Bajar más de 3 tallas en forma rápida y sostenida puede generar alteraciones metabólicas severas que favorecen la recuperación de lo perdido.

7. Se debe tener sobre todo una gran paciencia para evitar la respuesta de sube y baja, pues las variaciones constantes de peso generan más lesiones que el mismo exceso de grasa corporal ya que se favorece incremento de grasa abdominal con diabetes mellitus, hipertensión arterial sistémica, elevación de colesterol y triglicéridos, aterosclerosis y consecuente-mente infarto del miocardio, además de demencia presenil.

8. Quien desee obtener reducciones mayores de 3 tallas debe prepararse mental y emocionalmente para realizar cambios importantes en su estilo de vida, en donde se debe incluir un régimen balanceado y disciplinado con actividad física de mínimo 30 minutos de duración.

9. Reducciones menores de peso se explican generalmente por una adherencia inapropiada al régimen. Si considera que ha realizado lo necesario en forma prudente, es casi seguro que la ausencia de reducción se deba a un estrés intenso no controlado. Las dietas y el estrés son combinaciones poco aconsejables.

Ante todo, debe contar con paciencia y prudencia para lograr el objetivo de eliminar el exceso de grasa corporal.

Los pensamientos mágicos y las curas milagrosas no caben en la mente de individuos sensatos que desean eliminar en forma definitiva su problema.

¿QUÉ HAGO SI ESTOY EN UNA DIETA RÍGIDA?

La única garantía que tiene al aplicar una dieta de reducción severa, es que subirá de peso al suspenderla. Si además toma algo para quemar grasa, es casi seguro que presentará el terrible fenómeno del rebote (subir en forma espectacular más de lo que había reducido).

Evite o minimice esta respuesta con la Semanas Uno a Tres. No solo ayuda a frenar el rebote: en ocasiones provoca descensos impresionantes de peso y medidas (sobre todo en las personas que han estado cuidándose con las dietas bajas en azúcares).

¿QUÉ HAGO SI SUBO DE PESO?

Lo primero es no desesperarse. Esta reacción no significa que las técnicas presentadas sean inútiles para el lector, o que se encuentre con alguna alteración orgánica malévola. El incremento guarda relación con el grado de malnutrición que exista al iniciar el programa.

A mayor desnutrición, mayor posibilidad de que se aumente de peso y/o medidas.

Lo paradójico de esta situación es que los obesos que han sido muy responsables y metódicos con sus dietas están más expuestos a presentar una desnutrición severa.

¿Por qué? Por la sencilla razón de que nadie en sus cinco sentidos (salvo el obeso disciplinado) se atreve a desnutrirse estando rodeado de tantos alimentos tan sanos y sabrosos. Esto no significa que deba repetir frecuentemente el programa de inducción. Bajará lentamente su peso haga lo que haga.

La actitud sensata para aquellos que han pasado toda su vida aplicando dietas es tener una extraordinaria paciencia y esperar a que el cuerpo reduzca su grasa cuando así lo decida.

¿QUÉ DEBO HACER SI COMO EN RESTAURANTES?

El obstáculo más común es el alimento ingerido fuera del hogar. Comer en un restaurante puede compararse con acudir a un festejo (cumpleaños, bautizo, etcétera), o comer en casa de los amigos que no están a dieta. Algunas personas se quejan de que la dificultad se presenta en su domicilio, pues la cocinera (usualmente la madre o la esposa) se niega rotundamente a guisar los platillos de una forma tan insípida.

En estas situaciones se tiene un mínimo o nulo control sobre la manera de preparar la comida. ¿Qué debe hacer el lector para salir airoso de estas circunstancias? Existen varias opciones:

Puede juntar todas las raciones de grasa para utilizarlas en el momento que acuda a un restaurante. Esto obliga a que las otras seis tomas del día se hagan solamente con alimentos sin grasas (pasta hervida, frutas, vegetales, tortilla, pan integral, etcétera).

Si a pesar de realizar esto no observa cambios en la cinta, o inclusive recupera lentamente algo de lo eliminado, deberá utilizar cualquiera de las técnicas recomendadas para la semana número 9). La técnica más práctica es la de inhibición por competencia, ingiriendo azúcares no refinados con un alimento rico en fibra:

Al llegar al restaurante tome todo su refresco no dietético de golpe y acompáñelo con pan (o tortillas de maíz y salsa picante) antes de empezar a comer. En las festividades, o en casa de los amigos, pida primero su refresco favorito. Si existe la confianza, pídales a los anfitriones que le tengan preparado algún plato con vegetales.

Cuando el problema se presenta en el hogar, la solución puede ser sencilla:

Pida que le tengan listo un rico plato de frutas. Al llegar a casa, ingiera una cantidad abundante de frutas y vegetales además de un poco de jugo de frutas con pan, y después siéntese a la mesa a comer de todo, incluyendo una nueva ración de frutas, vegetales, y pan. Si las frutas no están listas, sírvase usted mismo. Total, quien necesita adelgazar es usted. Si le prohíben comer un alimento nutritivo antes de sentarse a la mesa, busque apoyo profesional para que le ayuden a romper esa relación tan destructiva.

Otra opción es la de negociar, hasta donde sea posible, un alimento preparado con poca grasa. Hable con el cocinero del restaurante en donde come con frecuencia, y solicite un platillo con poco aceite. Tal vez en la primera ocasión la petición parezca extraña. Cuando solicite su plato especial por décima ocasión, quizá hasta le pregunten qué está haciendo para adelgazar.

Al acudir a casa de los amigos, ofrézcase a llevar un platillo preparado sin aceite. Puede lucirse con una ración de arroz hervido, o bien un pollo a la plancha. Si no le gusta, no tiene tiempo, o no sabe cocinar, compre algún platillo de un restaurante vegano, o bien comida japonesa.

Si las negociaciones se hacen en casa, cuenta con armas para obtener algo, o mucho de lo que desea: cambie un alimento sin grasa por un cuarto bien arreglado, o tal vez una invitación al teatro.

También es importante que sus seres queridos entiendan lo valioso que es permanecer esbelto en relación a las necesidades biológicas, psicológicas, y sociales. Si no le hacen caso al principio, acéptelo. Es entendible que no crean absolutamente nada de lo que les explique, sobre todo si ya cuenta con un largo historial de dietas de reducción.

Al ser persistente y mostrarle a la familia que está eliminando exceso de grasa comiendo de todo con un excelente estado de ánimo y de salud, seguramente llegará el momento en que comparta el gusto por realizar una alimentación nutritiva. Pero si al aplicar las recomendaciones le aparece un humor pésimo, no puede culparlos porque le pidan, o inclusive exijan que deje a un lado tantas obsesiones, y que se dedique a disfrutar un poco de la vida sin martirizarse con los alimentos.

¿QUÉ HAGO SI TENGO DEMASIADA HAMBRE?

No debe pasar hambre. Si aparece hambre significa que el programa es insuficiente y deberá avanzar a semanas que indican más alimentos. En vez de iniciar con menús muy bajos, puede comenzar con programas de alto valor calórico (semana cinco en adelante).

También tiene licuados que suben rápidamente sus calorías, y papas con elotes para llenar la panza. Si no los tiene a la mano, el problema es una mala organización y no una dieta mala.

Si no tiene licuados o vegetales, coma lo que tenga a la mano. Lo peor que puede suceder es que se desencadene el fenómeno de realimentación, con un posible incremento de peso secundario a retención de líquidos.

Aunque el aumento de peso no tiene nada que ver con acumulo de grasa corporal, provoca pánico incontrolable en los obesos, sobre todo si se encuentran aterrorizados con la báscula.

Tendrá que decidir qué le provocará más molestias: la sensación de hambre que desaparece conforme avanza el programa, o la posibilidad de subir de peso más no de medidas. Para hacer más fácil la decisión, tenga en mente que la intención del programa no es de obsesionarlo con la báscula, sino de enseñarle a comer para no volver a subir jamás.

¿QUÉ HAGO SI NO APLICO EL PLAN BIEN?

Generalmente se obtiene una respuesta satisfactoria al cumplir con 70% o más del programa. Claro está, a mayor disciplina, mejores resultados. Pero es muy posible que en diez semanas se atraviesen por eventos que limitan la capacidad para aplicar adecuadamente las recomendaciones. Tal vez presente algún evento inesperado, como una enfermedad y consecuentemente no tenga el tiempo para preparar alimentos, o simplemente, por razones ajenas, se encuentre en algún lugar donde no es prudente o difícil obtener lo apropiado.

El acumulo de grasa por sobrealimentación se produce con más facilidad al comer exceso de alimentos ricos en grasas saturadas y/o fritos en cualquier aceite. Pero recuerde que también se puede generar al ingerir una dieta mal balanceada y al realizar ayunos prolongados, conocido en conjunto como malnutrición.

 La obesidad secundaria a malnutrición causa más daño al organismo, y es más difícil de tratar. Si en una emergencia no pude ingerir alimentos bajos en grasa, coma lo que esté su alcance. Es preferible comer lo que sea a exponerse a la posibilidad de mal nutrirse. Siempre ingiera frutas, vegetales, cereales, y leguminosas, pero si no existe esta opción tome refrescos, dulces, chocolates, o lo que encuentre. No deje de comer, ni se sienta frustrado por comer alimentos ricos en grasas.

¿Cuál es la mejor actitud? Disfrutar de lo que está ingiriendo, y programarse mejor para la siguiente ocasión.

No bajar de medidas y/o de peso por aplicar irregularmente las indicaciones no es algo terrible, siempre y cuando reconozca su error y aprenda a comer sin miedo en los eventos inesperados de la vida.

Ahora, si estas "emergencias" se presentan día tras día, sería prudente obtener apoyo de un profesional de la salud

¿QUÉ HAGO CON LOS ANTOJOS?

Lo primero es no preocuparse ya que *los antojos lo van a ayudar a perder grasa corporal*. Cuando llegan los antojos, cómaselos, pero hágalo de tal manera que no provoquen trastornos digestivos, es decir, pruébelos, mas no se los trague. Mi filosofía es que los antojos son para agradar al paladar, y los alimentos nutritivos para llenar el estómago. Lo más importante es que continúe comiendo lo indicado en su programa. No sustituya sus antojos por algún alimento del menú, ya que, al cumplir con lo programado en el libro, lo sabroso se cuida solo.

Si su antojo lo lleva a comer tanto que ya no puede continuar con el programa, esto significa que está castigando las cantidades que está ingiriendo. Esta es una clara señal que debe avanzar a una semana con más alimentos. Al comer más obtendrá mayor saciedad, y esta es una poderosa herramienta que le ayudará a controlar con facilidad cualquier nuevo antojo.

Dicho de otra manera: los excesos de antojos deben de controlarse al comer más y no menos alimentos saludables.

¿CUÁNTA AGUA DEBO TOMAR?

Debe ingerir dos a tres litros al día, y en climas cálidos aún más. Los menús ya incluyen de uno a dos litros de agua, por lo que puede agregar cuatro a ocho tazas de agua en el día. La cantidad de agua en el programa no tiene nada que ver con lo rápido que pueda eliminar grasa, pero si ayuda a mejorar la digestión; estos programas son altos en fibra y el agua ayuda para que la fibra trabaje correctamente.

Puede tomar té (el té verde probablemente ayuda a perder grasa corporal), café, agua con limón, o simplemente agua.

No recomiendo usar aguas endulzadas artificialmente al igual que cualquier otro tipo de alimento "dietético" ya que no solo pueden aumentar de peso, además pueden incrementar el riesgo de desarrollar diabetes. Recuerde que tiene el derecho de agregar cualquier antojo y esto incluye bebidas endulzadas con azúcar.

Debe reaprender a comer todo tipo de alimentos (excepto los de dieta) para considerar el problema resuelto.

¿PUEDO AGREGAR TÉ O CAFÉ?

En cuanto al programa, no existen contraindicaciones, pero tome en cuenta que ciertos padecimientos, como mastopatía fibroquística, no se llevan bien con estas bebidas. Si tiene dudas, que su médico le revise y decida con usted las recomendaciones a seguir.

Es posible que más de cinco tazas de café al día aumenten su riesgo de subir de peso. Así que máximo cuatro tazas al día, ¿ok?

El té verde puede ayudarlo a perder algunas libras y protegerlo en contra de la cardiopatía isquémica.

¿PUEDO CONSUMIR BEBIDAS ALCOHÓLICAS?

Evite tomar bebidas alcohólicas en las primeras semanas de tratamiento, ya que conforme aumenta la intoxicación, se reduce la motivación. Después de la tercera semana puede ingerir whisky, tequila, vodka, coñac, y vino blanco o tinto. Estas bebidas contienen niveles bajos de "moléculas sucias" o radicales libres. Aun cuando el vino tinto tiene más radicales libres que las bebidas previas, puede ayudarlo a reducir colesterol y el riesgo de presentar infartos de corazón.

Si no puede suspender las bebidas alcohólicas durante tres semanas, piense seriamente en la posibilidad de que su alcoholismo social se haya convertido en una adicción.

¿CUÁNTO TIEMPO DEBO SENTIR CULPA POR NO SEGUIR EL PROGRAMA?

No más de cinco minutos.

Esta emoción es útil para detectar actitudes o situaciones que deben cambiarse. Sin ella, probablemente tendríamos poca capacidad para modificar nuestros errores. Pero atormentarse con esta emoción durante días por no comer bien es totalmente inútil.

Mi pregunta es ¿cuántas horas de culpa necesita para bajar una talla?

Respuesta: ninguna, ya que se baja por seguir un plan sensato, no por sentirse culpable.

Una sensación exagerada de culpa le puede llevar a dos fallas totalmente distintas. En primer lugar, puede pasarse tanto tiempo sintiendo culpa, que no contará con suficiente espacio o energía para hacer verdaderos cambios en sus hábitos.

Lamentarse de los errores es una manera de no cambiar. En segundo lugar, puede sentirse tan culpables que decide castigar su programa. Esto solamente genera mal nutrición y mayor acúmulo de grasa.

Si es perfeccionista tenga mucho cuidado. Los alimentos le sirven, entre otras cosas, para encontrar placer en la vida.

Al estar sumamente ansioso por desarrollar una técnica extraordinaria, reducirá su capacidad para disfrutar de la comida.

De esta manera condena al fracaso su intento de reducción pues es casi imposible convertir un evento desagradable en hábito.

De ser necesario repítase mil veces que la obesidad se resuelve con paciencia y prudencia; y que tiene la posibilidad, como todo ser humano, de cometer errores con su programa de alimentación.

¿QUÉ HAGO EN VACACIONES?

Olvídese de que existen las dietas.

Al estar de vacaciones generalmente se reducen las tensiones cotidianas. Esto favorece la eliminación de grasa corporal, aun cuando realice desordenes en la alimentación. Es la manera más divertida de darse cuenta del impacto del estrés sobre la obesidad.

Cuando sale de vacaciones fuera de su hogar, usualmente se aumenta la actividad física; caminata, natación, etcétera. Esto favorece la reducción de grasa corporal siempre y cuando el ejercicio sea moderado.

La razón más importante: se tiene poco control sobre lo que ingiere en vacaciones. Al intentar cuidarse a medias casi siempre obtiene un alimento mal balanceado. Con esto lo único que logra es engordar por malnutrición.

Si va a subir de peso, que sea por comer más y no por comer menos; el acúmulo de grasa generados por comer exceso de grasas se reduce rápido y fácilmente.

La única indicación es que ingiera lo que sea con frecuencia. Recuerde que comer varias veces al día le protege del acumulo de grasa corporal. Este es el momento ideal para escuchar al cuerpo, y brindarle lo que pida.

Incluya en su maleta una bolsa de frutas secas que le servirán para ingerir al despertar y antes de dormirse, así como para romper los ayunos que se presentan en viajes prolongados.

Tome entre comidas lo que apetezca (bebidas azucaradas, nieve de agua, golosinas, fruta fresca, etcétera) con lo mayor frecuencia posible. Esto ayudará a que coma con apetito más no con hambre. El peor enemigo del obeso en vacaciones es el hambre.

Haga lo que sea necesario para ingerir 3 alimentos en forma.

Lo más importante: disfrute intensamente de sus vacaciones.

¿PUEDO SEGUIR EL PLAN SI TENGO DIABETES?

El programa causa cambios favorables en diabéticos, y generalmente obtienen un control excelente de su enfermedad. En muchos casos se reduce o inclusive suspende la medicación. Pero es indispensable que cuente con la aprobación y supervisión de su médico, y que aplique las recomen-daciones bajo su vigilancia, ya que existe el riesgo de hipoglucemia (una reducción importante de glucosa en sangre) si está tomando medicamentos para su diabetes.

Tenga en mente que no observará cambios de medidas o peso mientras la glucosa se encuentre por arriba de 180 mg/dl.

Esto también se observa en los que tienen colesterol o triglicéridos, pues reducen de peso sólo al normalizarse estos elementos. No se reduce el peso mientras el colesterol, los triglicéridos, o la glucosa se encuentran elevados.

Estas recomendaciones son excelentes para reducir o mejorar el control de estos tres elementos. Por lo tanto, el objetivo al aplicar las estrategias nutricionales es disminuir los niveles de estas substancias en la sangre y no de eliminar peso. La reducción se obtendrá cuando haya controlado el problema de fondo.

Estos elementos elevados a veces no provocan molestias y la mejor manera de establecer su nivel es por medio de estudios de laboratorio.

Se recomienda que a partir de los 30 años de edad hacerse estudios cada año, esté o no a dieta. Las personas más jóvenes pueden hacerse estudios si existen antecedentes hereditarios o si no reducen peso o medidas.

Las enfermedades no son contraindicación para aplicar este programa, pero el programa tampoco sustituye las atenciones médicas. Sea sensato y revise junto con su médico la posibilidad de utilizar este, o cualquier otro sistema de manera prudente.

¿PUEDO SEGUIR EL PROGRAMA DURANTE EL EMBARAZO?

Todos mis libros están diseñados para la población general. En el embarazo los requerimientos cambian dependiendo del mes de embarazo. Aun cuando las recomendaciones marcadas constituyen una excelente orientación nutricional para la mujer embarazada, la mejor opción es seguir un programa individualizado. Aplique este o cualquier otro programa solo con la autorización de su médico.

Un buen plan es iniciar a partir de la semana cuatro más licuados.

Los resultados son tan evidentes y casi siempre tan espectaculares que los ginecólogos se preocupan por el desarrollo del bebé. Puedo asegurarle que este programa favorece el crecimiento de un bebé perfectamente nutrido, pero de nuevo, solo su doctor puede decidir cuál es la mejor nutrición y cuáles estudios de laboratorio debe realizar para vigilar el embarazo y el bebé.

¿PUEDO SEGUIR EL PROGRAMA SI ESTOY DANDO PECHO

Buenas noticias para las mujeres en post parto: los cambios en la figura son espectaculares siempre que se esté comiendo en equilibrio y abundancia. La respuesta es tan impresionante, que le llamo a este periodo la "ventana metabólica". Además, si da pecho, la respuesta es aún mejor. De acuerdo a la Organización Mundial de la Salud no se deben ingerir menos de 1,500 calorías al día (semana cinco en adelante), y yo recomiendo 2,000 o más (semana siete). También debe tomar en cuenta que existen requerimientos extras (como hierro y calcio), así que revise con su médico de cabecera sus requerimientos nutricionales especiales.

¿QUÉ PASA SI ME PRACTICARON UNA CESAREA?

La cesárea, al igual que cualquier otro procedimiento quirúrgico torácico o abdominal y genera una respuesta conocida como "estrés quirúrgico", donde se incrementan las necesidades de nutrimentos, pero desafortunadamente se reduce el apetito por dolor secundario a la misma cirugía. Espere en el mejor de los casos incrementar una talla al mes de haberse realizado cualquier cirugía (llámese cesárea o quitar el apéndice). Puede minimizarse este fenómeno con un programa balanceado de por lo menos 2000 calorías por día (semana siete), o mejor aún, pídale a su dietista que diseñe un programa especial balanceado que se adapta a las recomendaciones de este libro.

¿PUEDE UN NIÑO HACER EL PROGRAMA?

El programa es una excelente herramienta para formar buenos hábitos de alimentación y comer nutritivo y sabroso, pero es importante establecer que un niño ingiera 1500 calorías o más, o se corre el riesgo de alterar su crecimiento. Esto se obtiene con las recomendaciones de la semana cinco en adelante. Pero antes de convertirse en el nutriólogo del hogar, debe contar con la anuencia de su pediatra para aplicar este, o cualquier otro plan.

Cuando obtenga el consentimiento de su médico, recuerde que los alimentos indicados son solo sugerencias para el niño, ya que debe incluir todos los grupos de macro nutrimentos. Es decir, los pequeños pueden y deben agregar el alimento que desee.

Igual y como sucede con las mujeres embarazadas en donde casi siempre logran reducir su peso sin frenar el desarrollo de su bebé, los pediatras se sorprenderán con los resultados de este programa, ya que los niños usualmente perderán peso y medidas de cintura mientras suben de estatura al mismo tiempo.

¿PUEDO APLICAR EL PROGRAMA SI SOY DELGADO?

He conocido tristes historias de personas que, siendo delgadas, iniciaron dietas por vanidad y terminaron obesas por las mismas dietas. Los delgados no tienen por qué aplicar las semanas uno a tres y pueden iniciar a partir de la semana cuatro en adelante para levantar glúteos, engrosar pantorrilla, y reafirmar busto, además de eliminar pequeños cúmulos de grasa de cintura o tórax en forma saludable y permanente. Todo esto se logra sin generar malnutrición.

Los cambios estéticos son excelentes en los obesos y extraordinarios en los delgados.

En un hospital general de la ciudad de México indiqué un programa de 3,000 calorías a 20 mujeres delgadas y sanas que no se encontraban a dieta y que habían mantenido un peso estable durante un año. Mi intención era demostrar que aún las mujeres con peso y medidas normales podían reducir grasa abdominal con una alimentación abundante y balanceada. Cuál fue mi sorpresa al encontrar que incrementaron el tamaño y la consistencia de las glándulas mamarias, sus glúteos aumentaron de tamaño y perdieron grasa de cintura. Concluí que su manera usual de comer había limitado su capacidad para tener un cuerpo más toreado.

¿LAS NUECES PRODUCEN ACNÉ?

Muchos Dermatólogos indican que no existe relación entre lo que uno come y el acné, pero es importante revisar con su médico las recomendaciones nutricionales que considere prudentes para su problema. Yo he observado que algunas personas desarrollan acné al agregar nueces o almendras. Si este es su caso, cambie las almendras por aceite de oliva: 1 cucharita de 5ml por cada 8 almendras, o 4 nueces enteras.

¿PUEDO APLICAR EL PROGRAMA SI ESTOY HACIENDO PESAS?

Las pesas imponen una demanda extra al organismo que puede interferir con la reducción de grasa corporal, sobre todo en la cintura. En el lado positivo, los que practican levantamiento de pesas pueden utilizar suplementos de proteína favorecen incremento de masa muscular y/o perdida de grasa corporal. Estos suplementos pueden generan respuestas espectaculares, pero deben usarse junto con programas personalizados.

Yo recomiendo 55% de hidratos de carbono, 18% de proteínas, y 27% de grasas totales, con lo que he observado que se define músculo y se incrementa el volumen más rápido que con otras recomendaciones. Esto también puede favorecer un cambio estable;

es decir, si por alguna razón se suspende el levantamiento de pesas, la masa muscular se mantendrá durante cierto tiempo. Recomiendo que busque el apoyo de un nutriólogo para elaborar su plan personalizado.

¿PUEDO REPEETIR LAS SEMANAS UNO?

Cosa extraña; muchos se quejan de la Semana Uno y algunos reconocen que al no aplicarla correctamente jamás pasan a las siguientes semanas. Pero los que la aplican correctamente están tan contentos con los resultados, que se preguntan si es posible repetirla.

Conozco el caso de una dama que redujo 60 kg (aproximadamente 120 libras) repitiendo las indicaciones de la Semana Dos.

El problema con casi todas las dietas de reducción estrictas es que además de reducir grasa, eliminan masa muscular.

De existir una estrategia que movilizara preferentemente grasa corporal, contaríamos con un excelente apoyo para erradicar la obesidad. Las Semanas Uno cumplen con este criterio: reduce grasa con líquidos corporales, y provoca una mínima o nula pérdida de músculo.

Pero aun cuando se trata de una de las mejores estrategias de reducción, no elimina la obesidad. ¿Por qué? Por la sencilla razón de que no puede aplicarse toda la vida. Es extraordinaria para eliminar grasa y favorece una rápida disminución de peso y medidas, pero no nos enseña a comer de todo. Para lograr el mantenimiento debe comer de todo en una forma balanceada, abundante y prudente.

Para no favorecer la recuperación de lo perdido es indispensable que se aplique en forma prudente y sensata.

A continuación, enlistaré una serie de cuidados que debe tener para no caer en abusos al aplicarla, y consecuentemente favorecer la recuperación de lo ya perdido.

1.- Repita la técnica cada tres meses: de preferencia, utilícela cada cuatro meses. Si la aplica con intervalos más cortos seguramente observará cambios mínimos o nulos. El organismo necesariamente elimina exceso de grasa con lentitud. Deje que su cuerpo, y no su mente, dicte la velocidad de reducción.

Antes de repetir esta técnica aplique el menú de mantenimiento durante por lo menos 8 semanas. Así se espera iniciar la Semana Uno con un organismo bien nutrido. Mientras mejor alimentado esté, observará una reducción más rápida de grasa corporal.

Y si al realizar su estrategia de inducción por segunda ocasión no observa cambios importantes, tenga mucho cuidado. Esto puede deberse a que su plan de mantenimiento más bien consistió en una estrategia de malnutrición.

2. Evite en lo posible repetir la técnica durante Navidad. Intentar reducir en esta época es una mala idea. Vale la pena preguntarse seriamente qué tanto beneficio puede obtener de un programa que favorecerá menos cambios de figura que en primavera, pues en invierno cualquier técnica provoca menor reducción de grasa.

3.- Asegúrese de contar con suficiente tiempo para completar las dos semanas de tratamiento: no suspenda el régimen en menor tiempo, pues corre el riesgo de presentar rebote.

4.- Mantenga muy firme su disciplina durante su programa: el error más frecuente al repetir esta fase es de apegarse en una manera menos estricta. Posiblemente al notar que ya ha eliminado algo de sus excesos, se aplican con menos esmero. Esto en sí no es nada grave, siempre y cuando esté consiente de este evento y no culpe al programa por cambios discretos o nulos.

Lo esperado es que se presente mayor eliminación de grasa al repetirse las indicaciones; los que no bajaron en la primera ocasión, tal vez lo logren en la segunda. Claro está, existe una gran influencia de otros factores: el grado de estrés al que se enfrenta; la época del año; la constancia en la actividad física; la coexistencia de alguna enfermedad grave; y la adherencia al régimen.

5.- No intente forzar reducciones mayores de 10 kg o 20 libras: insistir en obtener mayores descensos solo favorece el rebote. Una vez reducidos los 10 kilos o 20 libras, lo que equivale a bajar tres tallas, deje transcurrir un tiempo prudente de mínimo dos meses antes de intentar perder más peso.

He observado que cuando un programa va a brindar resultados, los cambios se constatan a las 72 horas tanto en cinta métrica como en báscula. Si al utilizar el programa correctamente no obtiene resultados satisfactorios, suspéndalo. Deje pasar otros 3 meses antes de intentar una nueva reducción. Con esto logrará un descenso libre de violencia. Seguramente no observará cambios espectaculares, pero tampoco presentará incrementos exagerados, dolorosos, o frustrantes.

¿QUÉ HAGO SI TENGO QUE PERDER MÁS DE 10 KILOS?

Una vez que se hayan perdido tres tallas, que equivale aproximadamente a 10 kg de grasa, su cuerpo casi siempre entrará en una fase de Meseta, lo que hace que hasta las dietas más estrictas no brinden los resultados deseados.

Una vez que haya entrado en una meseta, es prudente continuar con el plan de mantenimiento (Semanas Ocho y Nueve) incluyendo todo tipo de alimentos. Aplique su plan de mantenimiento durante unos dos o tres meses antes de intentar mayores reducciones. Posteriormente pude aplicar la Semana Uno.

Pero existen otras alternativas: Inicie con la semana tres y complete el programa con los licuados que requiera para lograr saciedad. También puede iniciar con la semana que lo dejó satisfecho, pero no excedido. Para las mujeres, la semana cinco es usualmente suficiente, mientras que los hombres probablemente requieran de la semana seis o siete.

Un programa más estricto favorecerá una pérdida de grasa más rápida. Pero siempre tenga en mente que cambios violentos pueden dejar un metabolismo inestable.

De nuevo recuerde que una vez que haya perdido otras tres tallas, debe pasar de su programa rígido a un menú mucho más flexible por lo menos durante unos dos meses más.

He observado como al utilizar este proceso escalonado los pacientes han perdido hasta 60 kg o 120 libras sin recuperarlas.

¿Cuál es el elemento más importante de un programa de reducción exitoso? La paciencia.

¿QUÉ HAGO SI AÚN TENGO DUDAS?

Estoy seguro que se presentará alguna, o muchas dudas, y que tal vez no quede clara alguna anotación del libro. He intentado escribir de la manera más sencilla posible, pero muchos estarán revisando por primera ocasión esta información.

Se dice que cuando uno lee un libro, solo se queda el 10% de la información. De igual manera, cualquier conocimiento nuevo requiere de tiempo para que sea entendido y aplicado adecuadamente. Lea este libro las veces que sean necesarias, mínimo 3 ocasiones antes de iniciar el programa, y otra vez más al terminarlo.

Si la motivación flaquea, vale la pena que lo vuelva a leer una quinta y sexta ocasión. Muchos lectores me han escrito sobre el gran beneficio logrado al leer y releer este documento.

Tuve un participante que jamás entendió el taller. Se me acercó angustiado pensando que no iba a obtener resultados.

Le dije que no se preocupara, y que lo único que tenía que hacer era aplicar el programa, aunque no entendiera porqué.

¡Fue una de las personas que más perdió su peso y medidas, además de controlar su diabetes, hipertensión y colesterol alterado!

Ahora deseo pedirles su apoyo para que más personas conozcan este programa y obtengan beneficios en su cuerpo y su salud.

Cuando buscamos un producto nuevo, todos revisamos con cuidado las reseñas para conocer la opinión de quienes ya lo han comprado.

Pueden ayudarme a extender las buenas nuevas al hacer una reseña hermosa, y si la adornan como fotos o un video, ¡es mucho mejor!

Abajo encontrará un código QR que los llevará al sitio donde pueden compartir lo que aprendieron en este libro.

¡MUCHAS GRACIAS!

DEJE SU RESEÑA AQUÍ, Y SI ES

CON FOTOS O VIDEO, ¡MEJOR!

APÉNDICE

LISTA DE RACIONES

Esta lista le ayudará a agregar variedad a su menú diario. Una vez que se encuentre a gusto con su programa, puede usar la lista de abajo para cambiar cualquier alimento marcado en el programa.

RACIONES DE CEREAL / PAN

Una ración de pan o pan rinde cerca de 2 g. de proteínas, 15 gr. de carbohidratos y 70 Kilocalorías.

CEREALES: **CANTIDAD**

Hojuelas de salvado	½ taza
Cereales fríos: Corn, Flakes, Cheerios, etc.	¾ de taza
Avena cocida	½ taza
Arroz hervido	½ taza
Cebada hervida	½ taza
Pasta hervida	½ taza
Tallarines	½ taza
Macarrones	½ taza
Fldeos	½ taza
Espagueti	½ taza
Palomitas de maíz (tostadas sin aceite)	3 tazas
Harina de maíz	2 cdas.
Germen de trigo	4 cdas.
Harina de trigo	2.5 cdas.

PAN Y DERIVADOS CANTIDAD

Bagel	¼ o 28 g
Bolillo	¼ o 28 g
Bollo para salchicha	½ pza.
Bollo para hamburguesa	½ pieza
Galletas de animalitos	15 g
Galletas de leche	15 g
Galletas Graham	15 g
Galletas matzo	15 g
Galletas Marías	4 piezas
Galletas Nabisco, bajas en grasa	15 g
Galletas saladas	15 g
Migajones de pan seco	3 cdas.
Pan integral	28 g

Pan baguette	28 g
Pancake	28 g
Pan cubano	28 g
Pan con pasas	28 g
Pan de centeno	28 g
Pan de papa	28 g
Pan de soya	28 g
Pan de trigo	28 g
Pan Francés	28 g
Pan, palitos	28 g
Pan pita	28 g
Tortilla de harina	28 g
Tortilla de maíz	28 g
Wafle	28g

RACIONES DE FRUTAS

Una ración rinde cerca de 40 gr. de carbohidratos, y80 Kilocalorías

Cerezas	10 piezas
Dátiles secos	2 piezas
Frambuesa	½ taza
Fresa picada	1 taza
Higos (frescos o secos)	1 pieza
Kiwi	1 pieza
Mandarina	½ taza
Mango	½
Manzana, mediana	½ pieza
Melón	1 taza
Naranja	1 chica
Papaya	1 taza
Pera, mediana	½ pieza
Piña	1 taza
Plátano, mediano	½ pieza
Sandía	1 taza
Toronja, mediana	½ pieza
Uvas	12 piezas
Zarzamora	¾ de taza

RACIONES DE LECHE DESCREMADA

Una ración rinde cerca de 12 gr. de carbohidratos, 8 gr. de proteínas y80 Kilocalorías

Leche descremada medidora (240ml)	1 taza
Yogurt descremado natural	150 g

RACIONES DE LEGUMINOSAS

Una ración de leguminosas rinde cerca de 7 g. de proteínas, 0,5 gr. de grasas poliinsaturadas, 15 gr. de carbohidratos, y 90 Kilocalorías.

Alubia	½ taza
Alverjón	½ taza
Frijol negro, rojo, pinto, etcétera	½ taza
Garbanzo	½ taza
Habas	½ taza
Ibes	½ taza
Lentejas	½ taza
Soya	½ taza

RACIONES DE PROTEÍNA

Una ración de proteína magra (con poca grasa) rinde cerca de 8 g. de proteínas, 1 gamo o menos de grasa y 45 Kilocalorías.

Falda de res	30 g
Filete de res magro	30 g
Cecina de cerdo	30 g
Pechuga de pollo s/piel	30 g
Ternera	30 g
Pavo s/piel	30 g

Jamón de pavo	30 g
Queso fresco	30 g
Queso suizo bajo en grasa	30 g
Cottage s/grasa	30 g
Pescado todo tipo	30 g
Atún en agua	30 g
Mariscos todo tipo (almeja, calamar, jaiba, camarón, langosta, pulpo langostino, ostiones)	30 g

RACIONES DE AZÚCAR

Una ración de azúcar rinde cerca de 4 gr. de carbohidratos y 16 Kilocalorías

Azúcar blanca	1 cdta.
Azúcar morena	1 cdta.
Moscabado	1 cdta.
Miel de abeja	1 cdta.
Miel de maíz o maple	1 cdta.
Mermelada de cualquier tipo	1 cdta.
Bebida carbonatada .... con azúcar	42 ml

RACIONES DE GRASA

Una ración de grasa (animal o vegetal) rinde cerca de 5 gr. de grasa y 45 Kilocalorías

GRASA ANIMAL	**RACIÓN:**
Crema	1 cda.
Manteca	1 cdta.
Mantequilla	1 cdta.
Tocino pequeño	1 trozo

GRASA VEGETAL:	**RACIÓN:**
Aceite vegetal de todo tipo	1 cdta.
Aceituna	30 g
Aguacate, California	35 g
Aguacate, Florida	50 g
Ajonjolí	10 g
Almendra	8 piezas
Avellana	10 g.
Cacahuate	12 piezas
Chía, semilla	10 g
Girasol (semillas)	10 g
Mayonesa	1 cdta.
Nuez Castilla	4 mitades
Nuez de la India	7 piezas
Piñón	12 piezas
Pistache	12 piezas